DOUTOR FAMÍLIA

Osteoporose

Professora Dra. Juliet E. Compston

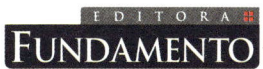

2015, Editora Fundamento Educacional Ltda.

Editor e edição de texto: Editora Fundamento
Editoração eletrônica: Francielle Sambay Pereira
Bella VenturaEventos Ltda. (Lorena do Rocio Mariotto)
CTP e impressão: Fotolaser Gráfica e Editora Ltda.
Tradução: Conjunto de Ideias Ltda. (Ana Lucia Guilherme Rodrigues)
Arte da capa : Zuleika Iamashita
Revisão Técnica: Dr. Marco Fábio Prata Lima

Copyright de texto © 2008 Family Doctor Publications Limited.
Publicado originalmente em inglês em 2008.
Edição publicada em acordo com Family Doctors Publications Limited.

Todos os direitos reservados. Nenhuma parte deste livro pode ser arquivada, reproduzida ou transmitida em qualquer forma ou por qualquer meio, seja eletrônico ou mecânico, incluindo fotocópia e gravação de backup, sem permissão escrita do proprietário dos direitos.

Dados Internacionais de Catalogação na Publicação (CIP)
(Maria Isabel Schiavon Kinasz)

C737
Compston, Juliet
Doutor família : Osteoporose / Professora Dra. Juliet E. Compstom ; [versão brasileira da editora] – 1. ed. – São Paulo, SP : Editora Fundamento Educacional Ltda., 2015.

Título original : Understanding Osteoporosis

1. Osteoporose I. Título

CDD - 616.716 (22. ed.)
CDU - 616.71

Índice para catálogo sistemático:
1. Osteoporose

Fundação Biblioteca Nacional

Depósito legal na Biblioteca Nacional, conforme Decreto nº 1.825, de dezembro de 1907.
Todos os direitos reservados no Brasil por Editora Fundamento Educacional Ltda.

Impresso no Brasil

Telefone: (41) 3015 9700
E-mail: info@editorafundamento.com.br
Site: www.editorafundamento.com.br

Este livro foi impresso em papel pólen soft 80 g/m² e a capa em papel-cartão 250 g/m².

DOUTOR FAMÍLIA

OSTEOPOROSE

Professora Dra. Juliet E. Compston

Sumário

Introdução 7

Como a osteoporose se desenvolve? 12

Quem desenvolve osteoporose? 21

Sintomas e sinais da osteoporose 29

Diagnóstico de osteoporose 39

Tratamento para osteoporose: medidas gerais 49

Medidas de autoajuda 56

Medicamentos usados no tratamento da osteoporose 68

Tratamento de formas menos comuns de osteoporose 89

Anotações 95

Os nomes comerciais e as dosagens dos medicamentos podem ser alterados pelos fabricantes.

Sempre consulte seu médico.

Introdução

O que é osteoporose?

Todos estamos familiarizados com a fragilidade, as fraturas, as costas curvadas e a diminuição na altura geralmente vistos como uma parte normal do envelhecimento. Na verdade, esses são sintomas de uma doença, a osteoporose, que pode ser evitada se algumas medidas forem tomadas cedo.

Se progredir sem tratamento, a osteoporose é uma das principais causas de sofrimento físico, incapacidade e morte em idosos. Felizmente, há uma consciência crescente em relação à doença, tanto entre os médicos quanto entre o público em geral, e têm havido importantes progressos em termos de diagnóstico e também de tratamento.

Osteoporose significa porosidade ou afinamento dos ossos, por causas diversas, e está presente na maior parte das pessoas muito idosas. A perda de massa óssea com a idade é um fenômeno universal, mas se torna uma doença quando a massa óssea cai a um nível que torna provável a ocorrência de fraturas (quebra dos ossos).

Em jovens adultos, é normal que os ossos sejam fortes e as fraturas aconteçam apenas quando há um trauma severo (um impacto externo muito forte), como em um acidente de carro. Com a idade e no caso de certas doenças, os ossos se tornam mais frágeis e, como resultado, mais fracos. Assim, quebram-se com muito mais facilidade. Essas fraturas por fragilidade são a principal característica da osteoporose e são particularmente comuns no punho, na coluna e no quadril.

O QUANTO A OSTEOPOROSE É COMUM?

O risco de ter uma fratura como resultado da osteoporose aumenta acentuadamente com a idade. Aos 80 anos, uma mulher em três (33%) e um homem em cinco (20%) têm a probabilidade de sofrer uma fratura do quadril, e uma proporção similar terá fraturas na coluna.

Com 50 anos, uma mulher tem 40% de chance de ter uma fratura causada pela osteoporose ao longo de sua vida. O risco correspondente para um homem é em torno de 13%.

No Brasil, estima-se que haja por ano cerca de 2,4 milhões de fraturas resultantes de osteoporose, das quais 600 mil são no fêmur e 500 mil, no punho. Apenas em 2010, 74 mil brasileiros foram internados na rede pública por fratura de fêmur.

Embora seja mais comum em mulheres idosas, a osteoporose também pode afetar os homens e aparecer em qualquer idade, da infância em diante. A frequência com que a doença ocorre varia muito nas diferentes partes do mundo, sendo particularmente comum na Europa ocidental e nos Estados Unidos, afetando mais brancos e asiáticos do que negros.

Como as pessoas em todo o mundo estão vivendo mais, o número de idosos na população se elevará significativamente nos próximos cinquenta anos e isso provavelmente levará a um aumento para o dobro ou mais do número de fraturas resultantes da osteoporose.

AS CONSEQUÊNCIAS DA OSTEOPOROSE

O sofrimento e a incapacitação causados pelas fraturas resultantes da osteoporose têm criado um grande problema de saúde para muitos idosos em todo o mundo ocidental. Fraturas osteoporóticas também são uma causa importante de morte em idosos, e 15% a 20% das pessoas que sofrem fratura de quadril morrem em seis meses.

Os custos resultantes da osteoporose para os serviços de saúde são enormes. Fontes do Ministério da Saúde dão conta de que o Brasil gastou R$ 81 milhões entre 2009 e 2010 na atenção ao portador de osteoporose e às vítimas de quedas e fraturas – e esses custos devem subir bastante conforme aumentar o número de idosos.

Estudos de caso

Fred: doença relacionada à osteoporose

Fred desenvolveu a doença de Crohn, uma inflamação intestinal, quando tinha 16 anos e teve que fazer várias cirurgias para remover o intestino doente. Ele também precisou de tratamento com esteroides.

Aos 22 anos, Fred começou a sentir fortes dores nas costas, uma radiografia mostrou que os ossos estavam muito rarefeitos e que uma das vértebras estava fraturada.

Ele recebeu, então, um diagnóstico de osteoporose e foi orientado a fazer um tratamento com o objetivo de diminuir a dor e evitar mais perda óssea.

Nesse caso, a osteoporose foi o resultado de uma combinação do uso crônico de esteroides e da redução da absorção de nutrientes pelo intestino doente.

Mary: osteoporose na pós-menopausa

Mary tinha 56 anos quando teve uma fratura no punho. Ela estava bem de saúde na época e não havia tido nenhuma fratura anteriormente.

A fratura no punho aconteceu quando Mary tropeçou enquanto fazia compras e caiu sobre a mão estendida. Ela foi atendida na emergência de um hospital local e seu braço foi engessado.

Mary voltou a ser atendida algumas semanas mais tarde por um cirurgião ortopédico para checar se a fratura estava se consolidando. Ela foi, então, encaminhada a outro departamento, para fazer uma densitometria óssea. Os resultados do exame mostraram que Mary tinha osteoporose, ela foi aconselhada a começar a tomar uma medicação para reduzir o risco de novas fraturas.

Nesse caso, não foi descoberta nenhuma causa que a predispusesse à osteoporose e o diagnóstico foi de osteoporose pós-menopausa.

Cynthia: osteoporose prematura

Cynthia, de 70 anos, procurou o médico porque percebeu que sua altura havia diminuído vários centímetros ao longo do ano anterior. Ela também percebeu que sua coluna havia se tornado arredondada e que não tinha o mesmo corpo de antes – seu abdômen parecia ter se tornado muito mais redondo, e ela perdera a linha da cintura.

Atividades diárias, como o trabalho doméstico e compras, haviam se tornado cada vez mais difíceis porque suas costas a incomodavam demais quando ficava em pé por períodos prolongados.

Embora Cynthia sempre houvesse gozado de boa saúde, havia tido uma menopausa precoce, aos 41 anos, mas na época não foi orientada a fazer terapia de reposição hormonal. As radiografias mostraram osteoporose na coluna. Ela foi tratada com fisioterapia e recebeu medicação para evitar mais perda óssea.

Nesse caso, a menopausa precoce provavelmente foi a causa principal do desenvolvimento da osteoporose grave na coluna de Cynthia.

PONTOS-CHAVE

- A osteoporose é o resultado do enfraquecimento dos ossos, fazendo com que eles se quebrem com mais facilidade do que o normal.
- Embora seja mais comum em mulheres idosas, a osteoporose também afeta homens e pode surgir em qualquer idade.
- Por volta dos 80 anos, uma mulher em três e um homem em cinco têm a probabilidade de ter uma fratura como resultado da osteoporose.

COMO A OSTEOPOROSE SE DESENVOLVE?

Estrutura óssea normal

Ossos normais são compostos por um revestimento ósseo compacto ou sólido, cercado por placas conectadas e ossos trabeculares (ossos esponjosos), dentro do qual fica a medula óssea. A densidade do revestimento ósseo externo, compacto, varia nas diferentes partes do esqueleto – por exemplo, ela é muito maior no crânio e nos ossos das pernas e dos braços do que na coluna.

Muito da força do esqueleto é resultado do osso compacto, mas o osso esponjoso também tem uma importante contribuição. Os ossos, na verdade, são compostos principalmente de uma proteína chamada colágeno e de minerais ósseos, que contêm cálcio.

Osso é vivo

O osso é um tecido vivo que precisa ser constantemente renovado para manter a sua força. Durante todo o tempo, ossos velhos estão sendo absorvidos e substituídos por ossos mais fortes. Se esse processo, que acontece na superfície do osso e é chamado de remodelamento ósseo, não existisse, nosso esqueleto sofreria danos por conta da fadiga quando ainda fôssemos jovens!

Há dois tipos de células nos ossos: os osteoclastos, que reabsorvem o osso, e os osteoblastos, que formam um novo tecido ósseo. Ambos são formados na medula óssea.

Conforme envelhecemos, os osteoclastos se tornam mais ativos e os osteoblastos, menos ativos, portanto mais ossos são reabsorvidos e menos são formados.

Osso normal

Os ossos garantem forma e suporte aos nossos corpos. Eles também servem como depósito de minerais, e células sanguíneas são formadas dentro da medula óssea.

1. Vista lateral e corte transversal do osso (fêmur)

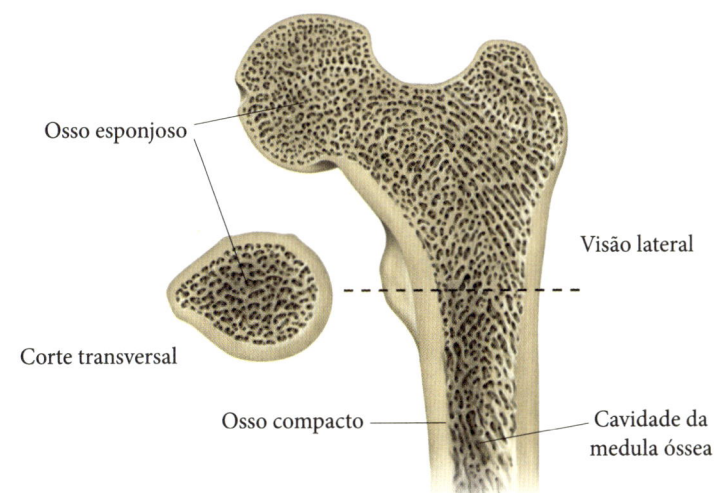

2. Visão lateral e corte transversal de uma vértebra típica

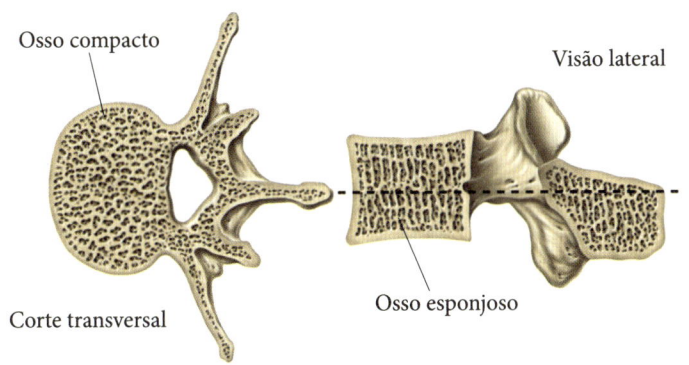

O esqueleto humano

Há 206 ossos no esqueleto de um humano adulto, conectados uns aos outros por articulações. Eles garantem uma estrutura forte e flexível que é movida pelos músculos.

Visão frontal do esqueleto

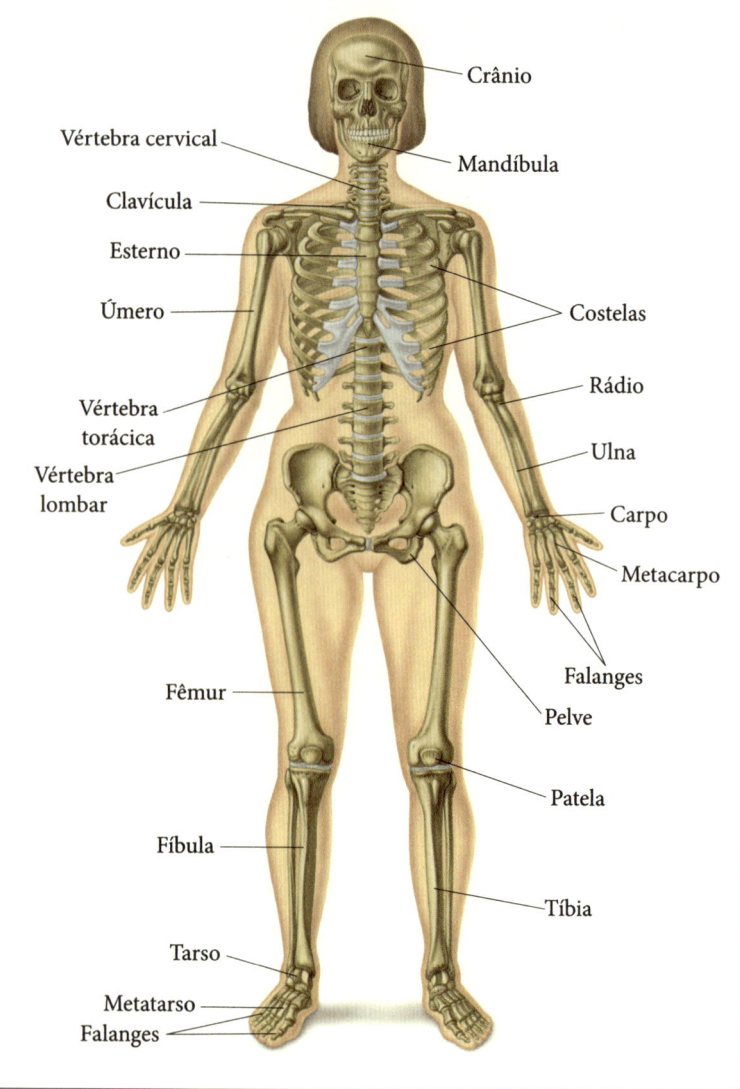

O esqueleto humano (continuação)

Alguns ossos também protegem órgãos internos, como os pulmões e o cérebro.

Visão frontal do esqueleto

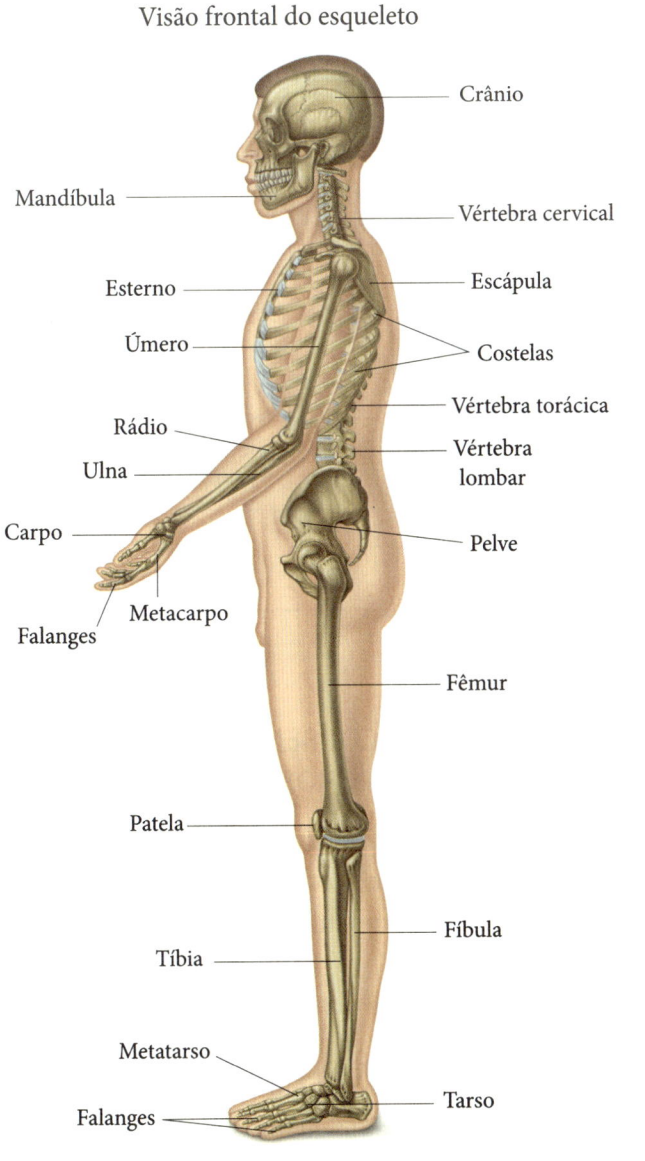

Como a osteoporose modifica a estrutura óssea

O osso é constituído de uma camada externa – chamada periósteo –, de osso compacto denso e de uma camada de osso esponjoso. Na osteoporose, as duas camadas internas se tornam muito mais delgadas, enfraquecendo o osso e aumentando bastante a possibilidade de ocorrer uma fratura.

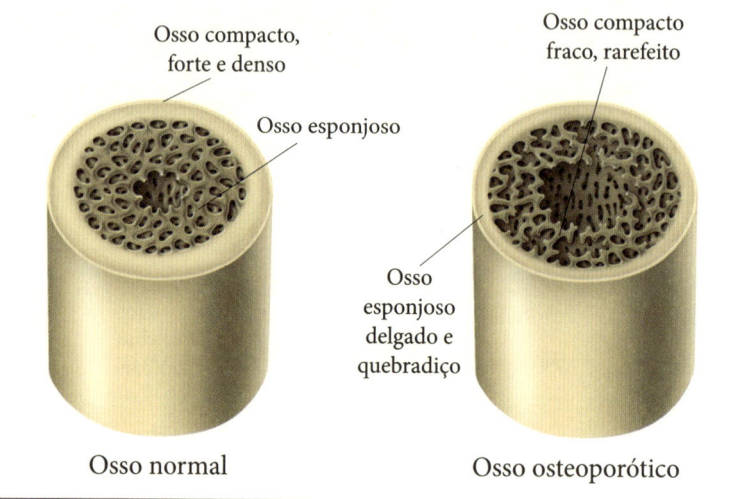

MUDANÇAS QUE OCORREM NO OSSO EM CASO DE OSTEOPOROSE

Na osteoporose, a quantidade, tanto de osso compacto quanto de osso esponjoso, é reduzida. A perda da camada externa de osso compacto reduz muito a força do osso e aumenta a possibilidade de fratura.

Conforme avança a perda de massa óssea no osso esponjoso, as placas grossas e as trabéculas que formam esse tipo de osso se tornam muito frágeis, e a continuidade da estrutura se perde.

Essas mudanças aumentam a fraqueza dos ossos causada pelo adelgaçamento do osso compacto exterior ao osso.

A transformação de um osso saudável em um osso osteoporótico

Textura normal de um osso esponjoso

Osso forte, rico em cálcio

Espaços entre o material ósseo são preenchidos com medula em um osso vivo

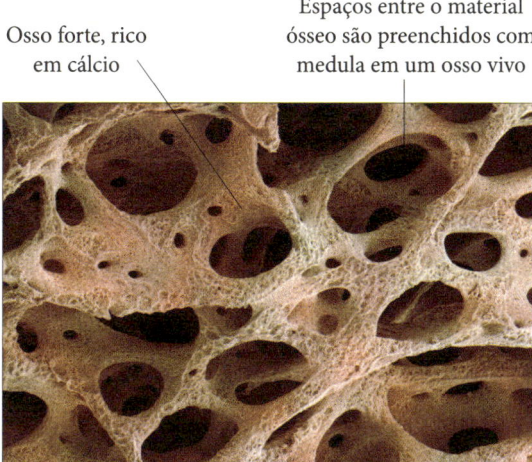

Textura osteoporótica de um osso esponjoso

Massa óssea é perdida

Material ósseo frágil e quebradiço

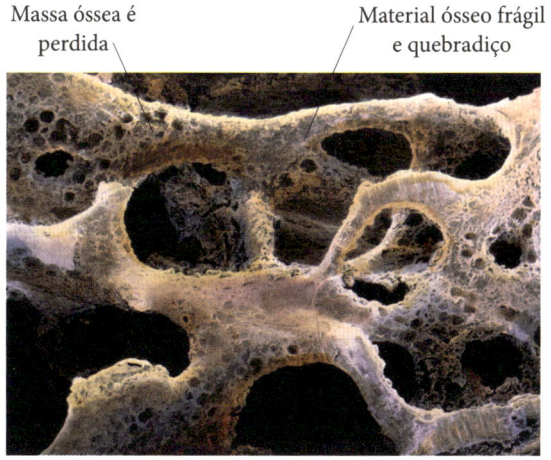

Mudanças da massa óssea ao longo da vida

Durante a infância e a adolescência, os ossos não apenas crescem, mas se tornam mais sólidos. Aos 25 anos, aproximadamente, a massa óssea no esqueleto alcançou o seu máximo – isso é conhecido como pico de massa óssea.

O pico de massa óssea varia muito de uma pessoa para outra e costuma ser maior nos homens do que nas mulheres. Como seria de esperar, é maior nas pessoas que têm uma estrutura óssea maior do que nas pessoas pequenas e magras.

O pico da massa óssea é muito importante para determinar se uma pessoa corre risco de sofrer de osteoporose quando ficar mais velha. Se esse pico for baixo, então mesmo pequenas perdas ósseas podem resultar em fraturas. Se for alto, a pessoa estará protegida da osteoporose.

O que determina o pico da massa óssea?

Os fatores que determinam o pico da massa óssea não são plenamente conhecidos, mas há uma forte influência genética e também se acredita que o consumo de cálcio e os exercícios físicos sejam importantes.

Além disso, os hormônios sexuais podem influenciar no pico de massa óssea. Por exemplo, a amenorreia (ausência de períodos menstruais), causada pela anorexia nervosa ou por outra doença, resultará na redução do pico de massa óssea.

Por outro lado, há algumas evidências de que o uso de anticoncepcionais orais pode resultar em aumento do pico de massa óssea.

Perda óssea relacionada à idade

Tanto em mulheres quanto em homens, a perda óssea relacionada à idade começa ao redor dos 40 anos e continua pelo resto da vida. Nas mulheres, cerca de 35% dos ossos compactos e 50%

dos ossos esponjosos no esqueleto são perdidos durante a vida, enquanto os homens perdem cerca de dois terços dessa quantidade.

A razão para as mulheres perderem mais massa óssea do que os homens é que durante o climatério a taxa de perda óssea aumenta por alguns anos. As mulheres:
- têm menos perda óssea no início da vida;
- têm grande perda óssea durante a menopausa;
- vivem mais do que os homens.

Portanto, elas correm mais risco de desenvolver osteoporose. Na verdade, por volta dos 80 anos, quase todas as mulheres terão uma massa óssea tão baixa que é muito provável que sofram uma fratura se tiverem uma queda.

As causas da perda óssea relacionada à idade não são plenamente conhecidas, mas a deficiência de estrogênio é apontada como a principal responsável pela perda óssea após a menopausa nas mulheres.

Em muitas pessoas, a perda óssea relacionada à idade é suficiente para resultar em osteoporose em uma idade avançada. Em alguns casos, no entanto, outros fatores afetam a perda óssea – acima e abaixo do que seria normalmente esperado – durante o envelhecimento. Isso será abordado no próximo capítulo.

Pontos-chave

- Os ossos são compostos principalmente por proteína e minerais ósseos, que contêm cálcio.
- Durante a infância e a adolescência, a massa óssea no esqueleto aumenta, chegando ao seu máximo na faixa dos 25 anos.
- A partir dos 40 anos, mais ou menos, a massa óssea no esqueleto começa a diminuir, tanto nas mulheres quanto nos homens, e essa perda óssea continua por toda a vida.
- O risco de desenvolver osteoporose depende da massa óssea que a pessoa tem quando jovem e da rapidez com que ele ou ela perde essa massa na velhice.

Quem desenvolve osteoporose?

Quem desenvolve osteoporose?

Qualquer pessoa pode desenvolver osteoporose, mas algumas correm mais risco do que outras. Em cada uma, o risco de sofrer da doença depende de uma combinação de fatores, incluindo idade, sexo e raça. Assim, uma mulher idosa corre muito mais risco do que um homem jovem. Do mesmo modo, afro-caribenhos correm um risco muito menor do que asiáticos ou brancos, não importando a idade ou o sexo.

Fatores genéticos são importantes para determinar o pico de massa óssea e também podem influenciar na taxa de perda óssea relacionada à idade.

Por fim, em alguns casos, a perda de massa óssea causada por doença, uso de drogas ou estilo de vida também pode aumentar muito o risco de osteoporose.

Fatores genéticos

Como a osteoporose é muito comum, muitas pessoas já viram seus efeitos em um ou mais parentes e se preocupam se irão herdar a doença.

A osteoporose é, até certo ponto, resultado do envelhecimento, mas afeta mais algumas pessoas do que outras. Não há dúvida de que há alguma influência genética na osteoporose, embora não seja tão clara como no caso de doenças como fibrose cística ou hemofilia.

O pico de massa óssea é em sua maior parte determinado geneticamente, mas outros fatores vão se tornando cada vez mais importantes conforme a pessoa envelhece e podem eventualmente determinar se a osteoporose vai se manifestar ou não.

No entanto, o risco de uma pessoa desenvolver osteoporose aumenta naquela que tem uma constituição física muito leve, o que costuma ser uma característica geneticamente herdada. Além disso, tem sido comprovado que mulheres cujas mães sofreram fratura de quadril quando idosas correm duas vezes mais risco terem esse mesmo tipo de fratura.

Importantes fatores de risco para a osteoporose

Menopausa precoce

A menopausa é definida como o momento em que a menstruação cessa, e isso costuma ocorrer por volta dos 50 anos, embora em qualquer idade a partir dos 45 anos seja considerada normal. Quando a menopausa ocorre antes dos 40 anos – naturalmente ou como resultado da retirada cirúrgica dos ovários, de tratamento com radiação ou quimioterapia –, é considerada precoce.

Mulheres que chegam mais cedo à menopausa correm grande risco de desenvolver osteoporose e de ficarem suscetíveis a outras consequências da deficiência de estrogênio, como doenças cardíacas.

Amenorreia

A amenorreia (ausência de períodos menstruais) antes da menopausa pode ocorrer por várias razões.

É comum em mulheres com anorexia nervosa (restrição da ingestão de alimentos por medo de engordar) e em mulheres que se exercitam muito vigorosamente, como atletas profissionais, ginastas e bailarinas.

A amenorreia também ocorre em mulheres que sofrem de doenças crônicas, como algumas moléstias do fígado ou inflamações no intestino. Na maior parte desses casos, a mulher já teve períodos menstruais normais, antes de se tornar amenorreica (amenorreia secundária).

Importantes fatores de risco para a osteoporose

Certos fatores podem aumentar o risco de uma pessoa desenvolver osteoporose:
- Menopausa precoce
- Amenorreia
- Terapia com esteroides
- Historia pregressa de fratura
- Doença na tireoide
- Câncer
- Baixo peso corporal
- Outros, como doenças no fígado, no intestino ou nos rins e algumas formas de câncer

É menos comum, mas distúrbios resultantes de alterações do sistema reprodutivo provocam atraso na produção de hormônios sexuais na puberdade, o que leva a um começo tardio dos períodos menstruais ou a uma completa ausência deles.

A amenorreia está associada à baixa produção do hormônio sexual estrogênio e é um importante fator para desenvolvimento da osteoporose.

Terapia com esteroides

A terapia com esteroides, de modo geral na forma de prednisona oral (comprimidos), é prescrita em muitos casos, incluindo algumas doenças reumáticas ou dos pulmões, inflamações no intestino e alguns tipos de câncer.

Infelizmente, embora os esteroides sejam eficientes no tratamento desses problemas, também podem causar rápida perda de massa óssea e levar ao surgimento de osteoporose. Parece não haver nenhuma dose "segura" de prednisona no que diz respeito ao esqueleto, embora o risco de osteoporose aumente com a elevação da dose.

Doses baixas de esteroides não provocam efeitos danosos, a menos que sejam administradas com muita frequência. Acredita-se que o uso de esteroides na forma de cremes e pomadas aplicados sobre a pele, injeções de esteroides e enemas não levem à perda óssea.

A inalação de esteroides, amplamente usada em casos de asma, pode ter efeitos pequenos nos ossos, mas é pouco provável que causem problemas, a não ser que doses muito altas sejam ministradas por vários anos.

História pregressa de fratura

Pessoas que já tiveram uma ou mais fraturas osteoporóticas correm um risco muito mais alto de sofrer outras no futuro. A razão para isso não é clara, mas pode ser reflexo de uma estrutura óssea mais frágil nas pessoas que desenvolvem fraturas. Isso é particularmente verdade no caso de mulheres com uma ou mais fraturas na coluna, nas quais o risco de ocorrências futuras aumenta cerca de sete vezes. Portanto todas as mulheres com fraturas prévias, particularmente no punho ou na coluna, devem ser consideradas com alto risco de terem mais fraturas.

Doença da tireoide

O aumento de produção da tiroxina, hormônio produzido pela glândula tireoide, causa perda óssea e pode resultar em osteoporose se não for iniciado o tratamento o mais cedo possível.

O mesmo efeito pode ocorrer caso seja usada muita tiroxina para tratar a deficiência da glândula tireoide, por isso é importante que as mulheres que estão recebendo tiroxina façam exames de sangue regularmente para checar se a dose está adequada.

Câncer

Algumas formas de câncer estão associadas com a rápida destruição dos ossos, levando à osteoporose. Um dos casos mais comuns é o do mieloma, que é um tumor maligno na medula óssea.

Outros fatores de risco

Várias doenças estão associadas ao aumento do risco de osteoporose. Entre elas, estão algumas doenças crônicas do fígado, moléstias dos rins, artrite reumatoide e inflamação no intestino. Alguns medicamentos aumentam o risco de desenvolvimento de osteoporose, incluindo inibidores de aromatase (usado no tratamento de câncer de mama) e tratamentos para o câncer de próstata. Além disso, o uso por um longo tempo do anticoagulante heparina, de drogas anticonvulsivas para o tratamento da epilepsia, de drogas para o tratamento da depressão (ISRSs, ou inibidores seletivos de recaptação de serotonina) e dos medicamentos chamados de glitazonas, para tratamento de diabetes do tipo 2, também pode aumentar o risco de osteoporose.

FATORES RELACIONADOS AO ESTILO DE VIDA

Muitos aspectos da vida diária podem afetar nossos ossos, incluindo dieta, atividade física, consumo de álcool e de tabaco. Embora os efeitos desses aspectos na massa óssea e no risco de fraturas costume ser menor do que os fatores de risco descritos anteriormente, eles são importantes porque podem ser modificados, diminuindo assim a chance de osteoporose.

Dieta

Há vários fatores na dieta que afetam o esqueleto. Um baixo consumo de cálcio na infância e na adolescência pode levar a um baixo pico de massa óssea e, mais tarde, uma dieta pobre em cálcio pode aumentar a perda de massa óssea.

A deficiência severa de vitamina D, que é frequentemente associada à insuficiência de cálcio, provoca o enfraquecimento dos ossos (osteomalacia). Menores graus de deficiência de vitamina D, que são comuns na população mais idosa, aumentam a perda óssea e o risco de fraturas. Alto consumo de proteína, cafeína e sal também pode aumentar o risco de osteoporose.

FATORES DE RISCO PARA OSTEOPOROSE RELACIONADOS AO ESTILO DE VIDA

- Fatores relacionados à dieta: deficiência de cálcio e vitamina D
- Consumo de álcool
- Fumo
- Inatividade física

Álcool

Quantidades moderadas de álcool – por exemplo, 14 doses por semana para as mulheres e 21 doses semanais para os homens – não parecem causar dano e podem até ter efeitos benéficos na massa óssea.

No entanto, o consumo de quantidades excessivas de álcool aumenta o risco de fratura, em parte porque reduz a massa óssea e em parte porque aumenta o risco de quedas.

Fumo

Mulheres que fumam entram na menopausa mais cedo e têm níveis de estrogênio mais baixos do que as não fumantes.

Além disso, acredita-se que o tabaco tem efeitos danosos nas células que formam os ossos (osteoblastos). Por essas razões, mulheres que fumam correm maior risco de desenvolver osteoporose.

Inatividade física

Pouca atividade física na infância e na adolescência pode levar à redução do pico da massa óssea. E a imobilidade, em qualquer idade, leva a uma rápida perda óssea. Em pessoas idosas, a inatividade física está frequentemente associada à redução da força muscular e ao aumento do risco de quedas e fraturas.

Fatores de risco para quedas

Praticamente todas as fraturas de quadril e de punho, e algumas fraturas de coluna, ocorrem depois de uma queda.

Com a idade, a frequência de tombos é maior e há fatores adicionais que podem aumentar ainda mais o risco de queda e de uma fratura. Alguns desses fatores são riscos presentes no ambiente, como piso irregular, degraus ou pontas de tapetes viradas. Outros estão diretamente relacionados à saúde da pessoa, por exemplo:

- problemas de visão;
- demência;
- incapacidade física provocada por doenças como acidente vascular cerebral e artrite;
- problemas de equilíbrio;
- fraqueza muscular generalizada.

O álcool e alguns medicamentos como sedativos ou tranquilizantes também podem aumentar o risco de queda. Não apenas esses fatores deixam a pessoa mais propensa a uma queda como também reduzem as reações de proteção normais em caso de tombo, como esticar a mão para evitar cair ou recuperar o equilíbrio após tropeçar. Esses fatores de risco para as quedas são particularmente significativos em pessoas idosas e, quando presentes, aumentam muito a possibilidade de fratura no quadril.

> **Pontos-chave**
>
> - Qualquer pessoa pode desenvolver osteoporose, mas o risco é maior em mulheres idosas, principalmente asiáticas e brancas.
> - Parte do risco de desenvolver osteoporose é herdado.
> - Outros fatores, tais como menopausa precoce, tratamento com esteroides e anorexia nervosa, aumentam muito o risco de osteoporose.
> - A saúde dos ossos é afetada por vários aspectos da vida diária, incluindo dieta, exercício, fumo e consumo de álcool.
> - Um aumento na possibilidade de quedas, como resultado de riscos no ambiente ou de problemas de saúde, amplia muito a chance de fraturas em idosos.

Sintomas e sinais da osteoporose

Quais são os sintomas da osteoporose?

A osteoporose provoca sintomas apenas quando há uma fratura. É importante perceber que a perda óssea em si não causa dor ou outros sintomas. Uma dor nas costas, por exemplo, não pode ser atribuída à baixa massa óssea a menos que haja uma fratura. As fraturas resultantes da osteoporose causam dor e limitações físicas – em alguns casos, os sintomas dessas fraturas persistem por toda a vida e, em outros, eles podem eventualmente desaparecer ou diminuir de intensidade. As fraturas de punho, de coluna e de quadril são as mais frequentes, embora também possam ocorrer fraturas em outras partes do esqueleto, particularmente na pelve e no úmero (o osso do braço).

Fraturas de punho

Também são conhecidas como fraturas de Colles (em referência ao cirurgião irlandês que as descobriu), são as mais comuns em mulheres com idade entre 50 e 70 anos. Esse tipo de fratura costuma ocorrer depois de uma queda para a frente, quando a mulher está de pé e estende a mão para tentar reduzir o impacto da queda. Ela costuma afetar o rádio, um dos ossos que ficam entre o cotovelo e o punho, mas é conhecida como fratura de punho porque costuma ocorrer perto da articulação do pulso.

Deformidades causadas por uma fratura de punho

A fratura de Colles é uma fratura na extremidade final do rádio, próxima ao punho. Ela é comum em pessoas idosas com osteoporose. Os ossos costumam se deslocar, deformando o punho, que fica em um formato semelhante ao de um garfo.

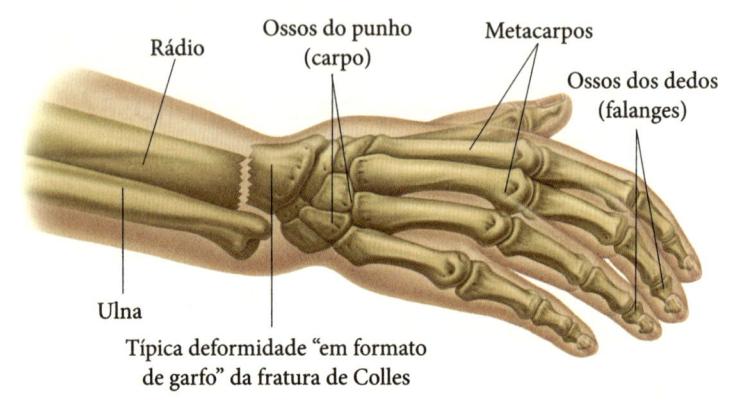

Tratamento de fraturas de punho

As fraturas de punho são dolorosas e precisam ser tratadas em um hospital, normalmente ambulatorialmente, embora muitos pacientes idosos possam precisar permanecer no hospital. Às vezes, a extremidade fraturada do osso está deslocada e precisa ser recolocada no lugar antes de o punho ser imobilizado para, assim, ajudar o osso fraturado a se regenerar. Normalmente o local é mantido imobilizado por quatro a seis semanas, durante as quais só é possível um uso muito limitado do antebraço.

Efeitos em longo prazo de fraturas no punho

Embora a maior parte das pessoas que sofrem uma fratura no punho volte a ter uma vida normal, podem surgir vários problemas durante o período de recuperação. Às vezes, a regeneração das duas extremidades ósseas não é adequada, o que resulta em uma deformidade visível do punho. Cerca de um terço das mulheres desenvolvem um problema chamado algodistrofia, depois da fratura, que causa dor, aumento de sensibilidade, edema e rigidez no local e que também pode afetar a circulação da área. Essas pacientes costumam ter com frequência uma dor persistente e rigidez no local, e o problema pode se estender por muitos anos.

Fraturas na coluna (vertebral)

O que é uma fratura vertebral?

As fraturas osteoporóticas na coluna são diferentes de outras fraturas, já que não envolvem a fratura de um osso, mas levam a uma mudança no formato das vértebras, que são os ossos que formam a coluna.

Em uma coluna normal, as vértebras são semelhantes a tijolos ou a uma pilha de caixas. Em caso de osteoporose, a perda óssea pode levar ao esmagamento ou desabamento ósseo e à redução de densidade nas vértebras de trás, do meio ou da frente, ou uma combinação de tudo isso.

A coluna é dividida nas regiões cervical, torácica e lombar (ver diagrama na página 15) com oito, doze e cinco vértebras, respectivamente. Apenas as regiões torácica e lombar costumam ser afetadas em caso de osteoporose, provavelmente porque estão sujeitas a suportar um peso maior do que a coluna cervical.

As vértebras que costumam ser mais afetadas pela osteoporose são as que ficam no meio e na parte inferior da coluna torácica e as superiores da região lombar.

Como ocorrem as fraturas na coluna?

Na osteoporose, as fraturas na coluna podem ser consequência de uma queda, porém é mais comum que ocorram espontaneamente ou como resultado de ações como tossir, levantar-se, inclinar-se e se virar.

Sintomas de microfraturas na coluna

Os sintomas provocados por microfraturas na coluna variam muito.

Em cerca de dois terços dos casos pode haver muito pouca dor ou nenhuma dor quando ocorre a microfratura. As outras pessoas sentem muita dor, e não se sabe a razão para essa diferença.

Quando existe dor, ela costuma ser sentida nas costas, no nível da vértebra afetada, e frequentemente se espalha por toda a área da frente do corpo. A dor costuma ser muito forte e pode permanecer nessa intensidade por dias ou semanas. Na maior parte dos casos, há uma melhora gradual ao longo de meses ou mesmo de anos; isso é variável e, embora algumas pessoas afetadas se livrem da dor depois de alguns meses, outras podem ter dor ou desconforto duradouros.

Como a dor na coluna é um sintoma muito comum na população em geral e microfraturas na coluna nem sempre provocam dor, em certas pessoas essa dor pode ser o resultado de outras causas, como artrite ou problemas no disco intervertebral, que também são costumeiras. Pode ser difícil ter certeza da causa da dor em alguns pacientes, mas é útil saber que as fraturas na coluna resultantes da osteoporose não provocam lombociatalgia (a dor nas costas que se propaga pela perna), que normalmente é causada por problemas no disco entre as vértebras.

Outros efeitos de fraturas na coluna

Diminuição da estatura

Fraturas na coluna também podem causar alguns outros sintomas aflitivos. Quando várias vértebras são afetadas, pode haver diminuição da estatura, variando de 2 cm a 5 cm a até 15 cm centímetros ou mais. Essa diminuição de altura costuma ocorrer ao longo de um período de alguns anos e muitas vezes é percebida pelos pacientes quando eles não conseguem alcançar prateleiras que antes estavam ao alcance ou quando se veem mais baixos na comparação com amigos ou familiares.

> ### Efeitos das microfraturas osteoporóticas vertebrais
>
> Nesse tipo de fratura, os ossos não fraturam de fato. Em vez disso, o que muda é o formato da vértebra. Ela se torna mais fraca atrás, no meio e na frente, tendo mais probabilidade de ser esmagada ou comprimida.
>
>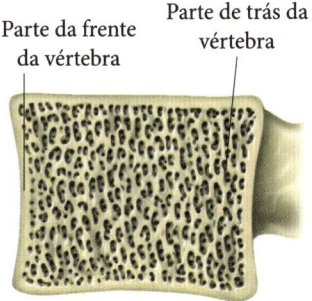
>
> Parte da frente da vértebra / Parte de trás da vértebra
>
> Vértebra normal do corpo – a parte lateral é mais ou menos retangular
>
>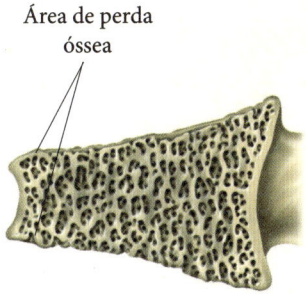
>
> Área de perda óssea
>
> Acunhamento – esmagamento da frente causa curvatura anormal da coluna
>
>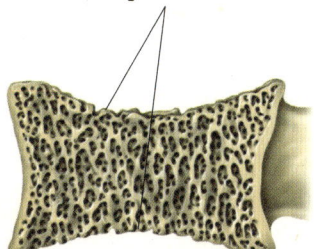
>
> Área de perda óssea
>
> Biconcavidade: perda de extensão no meio
>
>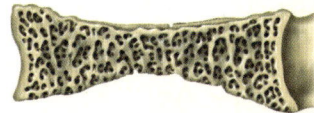
>
> Compressão ou esmagamento de uma vértebra acometida por perda óssea na parte da frente, do meio ou de trás. Se várias vértebras forem afetadas, a diminuição de altura pode ser substancial.

Curvatura da coluna

A diminuição na estatura costuma ser acompanhada de curvatura na coluna, resultando na "corcunda de viúva" ou no arredondamento das costas. Essa mudança no formato da coluna faz com que o tórax e o abdome sejam empurrados para baixo, levando a uma protuberância abdominal, à perda da linha da cintura e ao surgimento de marcas horizontais atravessando a pele do abdome.

Problemas físicos e psicológicos

As mudanças relatadas causam vários problemas físicos e psicológicos. A combinação de dor e deformidade na coluna costuma provocar limitações nas atividades do dia a dia, como ir às compras, fazer as tarefas rotineiras em casa, jardinagem e ficar sentado ou de pé por longos períodos. Em casos muito graves, o peito é empurrado para baixo de tal modo que as costelas inferiores ficam em contato com a extremidade superior dos ossos pélvicos, causando um desconforto considerável.

Além disso, há menos espaço para os pulmões expandirem, e isso pode levar à respiração mais curta, particularmente durante exercícios. Quando a coluna está muito curvada, a pessoa costuma ter dificuldades para manter a cabeça erguida e, quando tenta levantá-la, pode sentir dor no pescoço ou na própria cabeça.

A mudança no formato do corpo e suas consequências resultam em perda de autoestima e costumam afetar as atividades sociais. Como resultado da perda da linha da cintura e do surgimento de proeminência do abdome, muitas pessoas têm dificuldades em encontrar roupas que lhes sirvam, as bainhas tendem a ficar penduradas na frente e as roupas marcadas na cintura não podem mais ser usadas.

Muitos pacientes têm medo de cair, o que restringe suas atividades físicas e sociais. Não é de surpreender que a depressão seja comum nas pessoas afetadas pela osteoporose na coluna.

Corcunda de viúva

A diminuição da altura e a curvatura na coluna resultantes da osteoporose pode levar à característica "corcunda de viúva" – um arredondamento na coluna.

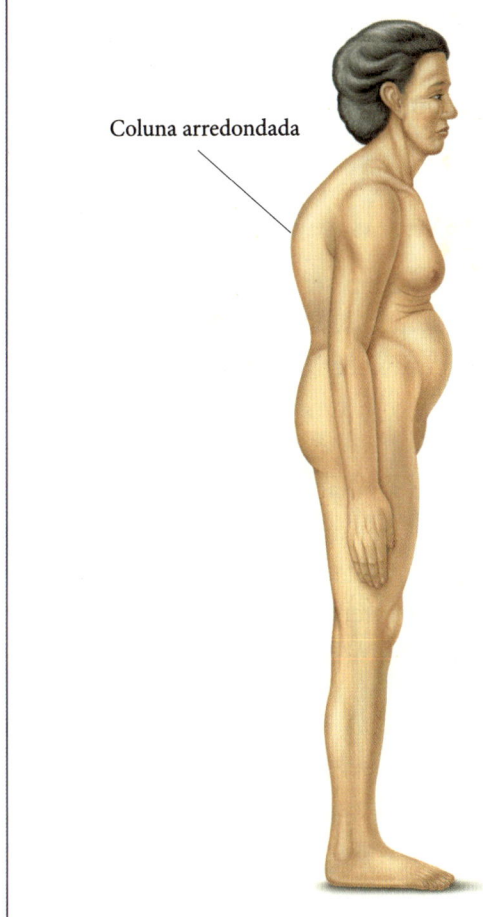

Coluna arredondada

FRATURAS DE QUADRIL

O que são fraturas de quadril?

Essas são as fraturas da parte superior do fêmur (osso da coxa). Elas costumam ocorrer com mais frequência em pessoas bem idosas – a média de idade dos pacientes com fratura de quadril é de 80 anos. Como as pessoas idosas tendem a se inclinar levemente para trás ou para os lados quando andam, elas têm mais probabilidade de cair sobre o quadril, principalmente porque costumam não conseguir se proteger da queda com os braços. Quase todas as fraturas osteoporóticas de quadril ocorrem após uma queda de grande altura, embora muito raramente possam acontecer sem razão aparente.

Tratamento cirúrgico de fraturas no quadril

Fraturas de quadril costumam ser dolorosas e exigir internação hospitalar. A cirurgia é necessária para tratar a fratura. Se as extremidades do osso não estiverem desalinhadas, o tratamento usual é estabilizar a fratura com uma placa de metal e pinos; mas, se a fratura estiver desalinhada (isto é, se as duas extremidades quebradas não estiverem alinhadas), normalmente se faz a substituição do osso do quadril por uma prótese artificial. Como os pacientes com fraturas no quadril são idosos e com frequência têm estrutura frágil, são relativamente comuns as complicações cirúrgicas, por isso eles podem ter necessidade de permanecer no hospital por duas ou três semanas.

Fratura de quadril

Pessoas idosas são particularmente suscetíveis a sofrer fraturas nas quais a cabeça do fêmur se quebra junto à articulação com a pelve, normalmente como resultado de uma queda.

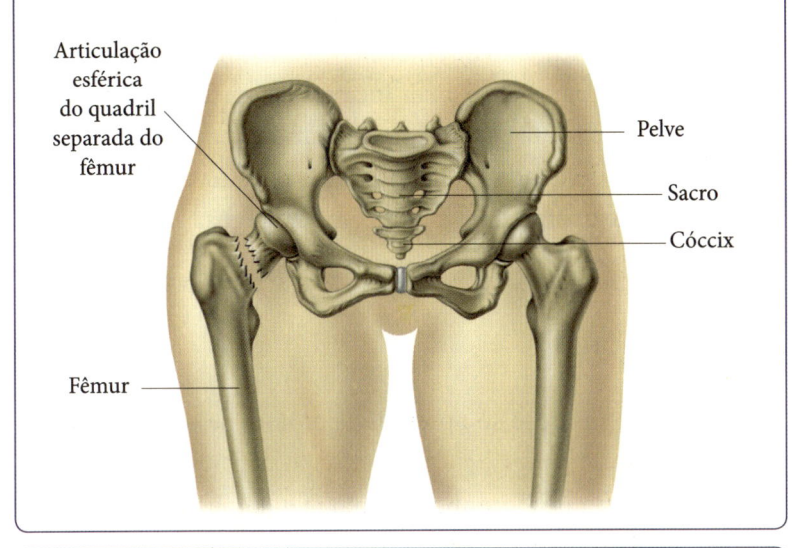

Articulação esférica do quadril separada do fêmur

Pelve

Sacro

Cóccix

Fêmur

Tratamento cirúrgico para reparar uma fratura no quadril

Quase todas as fraturas no quadril exigem tratamento cirúrgico para estabilizar a articulação da região, com placas de metal e pinos, ou para substituir completamente a articulação.

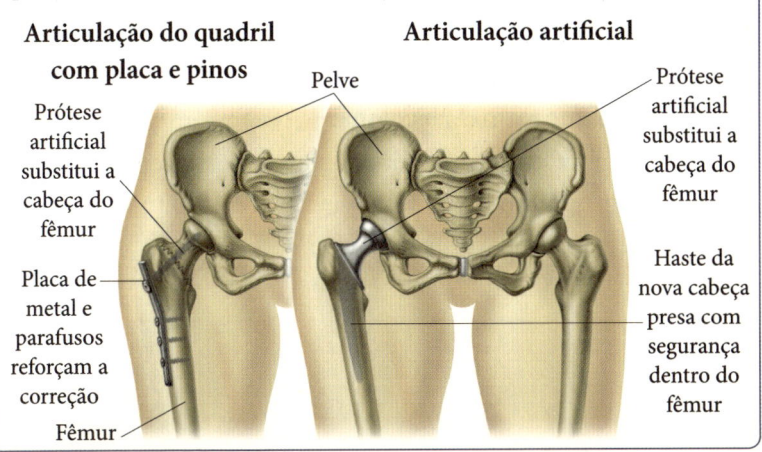

Articulação do quadril com placa e pinos

Prótese artificial substitui a cabeça do fêmur

Placa de metal e parafusos reforçam a correção

Fêmur

Articulação artificial

Pelve

Prótese artificial substitui a cabeça do fêmur

Haste da nova cabeça presa com segurança dentro do fêmur

Consequências de longo prazo de fraturas no quadril

Cerca de 15% a 20% dos pacientes morrem dentro de um período de seis meses após uma fratura no quadril. Dos que sobrevivem, apenas cerca de um quarto recupera seu nível de atividade anterior, enquanto um terço perde a independência, e a maior parte precisa de atendimento de enfermeiros em domicílio. O restante desses pacientes permanece mais incapaz do que antes da fratura e pode precisar de ajuda com as tarefas diárias.

Fraturas de quadril têm consequências devastadoras tanto para o paciente quanto para a família e os amigos.

Pontos-chave

- A osteoporose só apresenta sintomas se ocorrer uma fratura.
- As fraturas no punho, na coluna e no quadril são particularmente comuns em casos de osteoporose.
- Fraturas no punho e no quadril requerem tratamento hospitalar – a cirurgia é necessária para quase todas as fraturas de quadril.
- Fraturas na coluna não envolvem a quebra do osso, como acontece nas outras fraturas, mas ocorrem quando há compressão dos ossos individuais (vértebras) que formam a coluna.
- Fraturas na coluna podem causar dor intensa e levar à diminuição de altura, curvatura da coluna e outras mudanças na forma do corpo.

Diagnóstico de osteoporose

Medida da massa óssea

Como a osteoporose é uma doença que pode ser evitada, é extremamente importante ter um diagnóstico o mais cedo possível. Em termos práticos, isso significa detectar a perda de massa óssea antes que ocorra uma fratura. Há vários modos pelos quais isso pode ser feito, usando equipamentos que aferem a massa óssea – a quantidade de ossos. Essas medidas costumam ser feitas nas partes do esqueleto em que é mais provável ocorrer uma fratura, ou seja, a coluna, o quadril e o punho.

É importante a realização de uma análise da massa óssea porque o exame oferece informações sobre a possibilidade de fratura. Assim como a medida da pressão sanguínea costuma ser usada para prever o risco de um acidente vascular cerebral ou o exame dos níveis de colesterol no sangue pode apontar o risco de doença cardíaca coronariana, a aferição da massa óssea de uma pessoa pode ser usada para apontar o risco de uma fratura.

Como é medida a massa óssea?

Há vários métodos diferentes que podem ser usados para medir a massa óssea, mas o mais amplamente utilizado é o DEXA (absorciometria de raios X de dupla energia). O exame mede a massa óssea no quadril, na coluna, no punho ou em todo o esqueleto e é frequentemente chamado de varredura óssea. O cálculo da massa óssea é conhecido como densidade mineral óssea (DMO) e

O nome genérico para os exames que medem a densidade óssea é densitometria óssea.

As aferições de densidade óssea, na maior parte dos equipamentos, pode levar apenas alguns minutos. Embora sejam usados raios X para fazer a análise, a dose de radiação é muito pequena, frequentemente menor do que os níveis normais diários de radiação no ambiente. Assim, os exames podem ser feitos em crianças e em mulheres grávidas, se for necessário, e também podem ser repetidos, caso necessário.

Para avaliação de massa óssea por equipamentos de varredura óssea, é preciso que a pessoa se deite em uma mesa de exames laboratoriais. Quando a massa óssea estiver sendo medida na coluna, é colocada uma almofada retangular sob as coxas do paciente – isso é feito para esticar a parte de baixo da coluna o máximo possível durante o exame. Então um braço de metal se move para cima e para baixo ao longo da lateral da mesa, mas não há nenhum túnel por onde o paciente precise passar, como há em alguns equipamentos de tomografia computadorizada. Não é preciso se despir, embora seja necessário remover peças de roupa que contenham objetos de metal. Por fim, não são administradas injeções ou feito qualquer outro procedimento desagradável.

Aferição da densidade óssea

A densidade óssea é medida em uma máquina de imagem DEXA, que direciona raios de fótons ou raios X através do osso e mede a quantidade de energia que é absorvida – ossos densos absorvem mais energia.

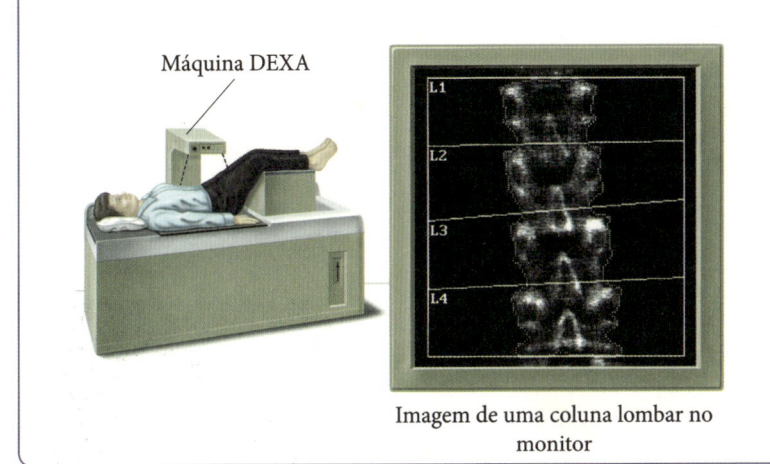

Máquina DEXA

Imagem de uma coluna lombar no monitor

Outro modo de medir a massa óssea é através do ultrassom, usando-se um método chamado de atenuação de ultrassom em banda larga.

Esse método costuma ser usado para medições no osso do calcanhar (calcâneo) e não envolve qualquer tipo de radiação. Ele não pode ser usado para diagnosticar osteoporose, mas, se seu resultado for um valor baixo, isso pode indicar a necessidade de um DEXA; se o resultado estiver acima de um certo valor, é muito improvável que haja osteoporose.

Raios X

As radiografias, em um departamento radiológico de rotina, são usadas para diagnosticar fraturas osteoporóticas. No entanto, elas não são muito úteis para detectar redução da massa óssea porque a densidade dos ossos em um raio X depende de um número de fatores técnicos inerentes à radiografia, assim como a real quantidade de massa óssea presente. Acredita-se que a redução da massa óssea só possa ser vista com confiança em um raio X quando os ossos têm apenas metade de sua densidade normal. Ossos fracos mostrados por um raio X devem, portanto, ser levados a sério, mas, em compensação, a redução da massa óssea provavelmente não será detectada por uma radiografia.

> **Imagem de raio X**
>
> As imagens de raio X são úteis para determinar fraturas ósseas, mas não têm muita serventia para determinar a redução da densidade óssea.
>
> Máquina de raio X
>
> Imagem de raio-x de uma fratura femural

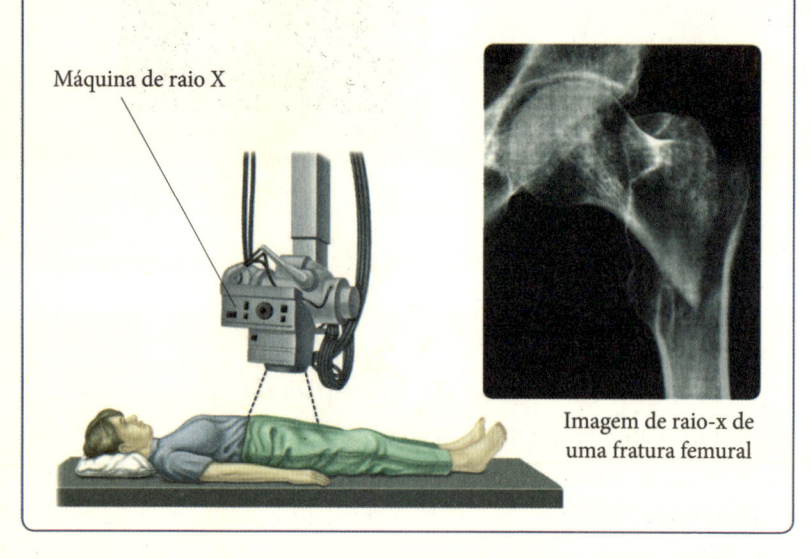

Atualmente, radiografias são o único método amplamente disponível para detectar fraturas na coluna. No entanto, as máquinas DEXA, mais recentes, podem produzir imagens muito claras da coluna e talvez acabem sendo adotadas no lugar do raio X para diagnosticar fraturas na coluna. Uma importante vantagem disso é que a dose de radiação envolvida na DEXA é muito mais baixa do que nas radiografias comuns.

Exames de sangue e de urina

A osteoporose não pode ser diagnosticada através de coletas de sangue e urina, mas esses dois exames costumam ser utilizados com frequência para investigar outras doenças associadas à perda óssea, como uma hiperatividade da glândula tireoide, doenças no fígado ou mieloma (câncer na medula óssea).

Os exames de sangue e urina também podem ser usados para estimar as taxas de perda óssea e são úteis para prever o risco de uma fratura. Eles podem servir ainda para monitorar a resposta ao tratamento, embora não costumem ser amplamente utilizados na prática clínica.

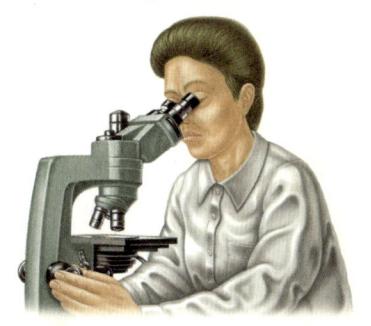

Amostras de sangue e urina para análise laboratorial podem fornecer informações úteis para o diagnóstico.

QUEM DEVE SER INVESTIGADO EM BUSCA DE UM DIAGNÓSTICO DE OSTEOPOROSE?

Triagem para osteoporose

Atualmente, a densitometria óssea é a forma mais precisa para diagnosticar a osteoporose. A pergunta que vem sendo feita é se todas as mulheres na pós-menopausa deveriam ter sua densidade óssea aferida.

Até o momento, os especialistas acreditam que não há necessidade de uma triagem em massa para osteoporose, tanto em mulheres na pós-menopausa quanto em pessoas idosas, embora isso possa mudar no futuro.

Avaliando o seu risco de fratura: FRAX

Na ausência de um programa de triagem, como as pessoas que correm risco de sofrer de osteoporose podem ser selecionadas para receber o tratamento antes que ocorra uma fratura?

O método usado atualmente pelos médicos é selecionar as pessoas através de um teste em que avaliam se ela apresenta fatores de risco para a osteoporose, como mulheres com amenorreia ou as que fazem tratamento com esteroides por via oral.

Recentemente, foi disponibilizada uma ferramenta na internet que usa esses fatores de risco para prever risco de fratura. Ela é patrocinada pela Organização Mundial da Saúde e se chama FRAX – está disponível gratuitamente no site http://www.shef.ac.uk/FRAX/?lang=pt.

O FRAX é um questionário simples que pode ser respondido em poucos minutos e que estima a probabilidade de uma pessoa sofrer uma fratura nos próximos dez anos (ver figura). Ele foi projetado para mulheres na pós-menopausa e para homens acima de 40 anos e só pode ser usado por pessoas que não estejam em tratamento para osteoporose.

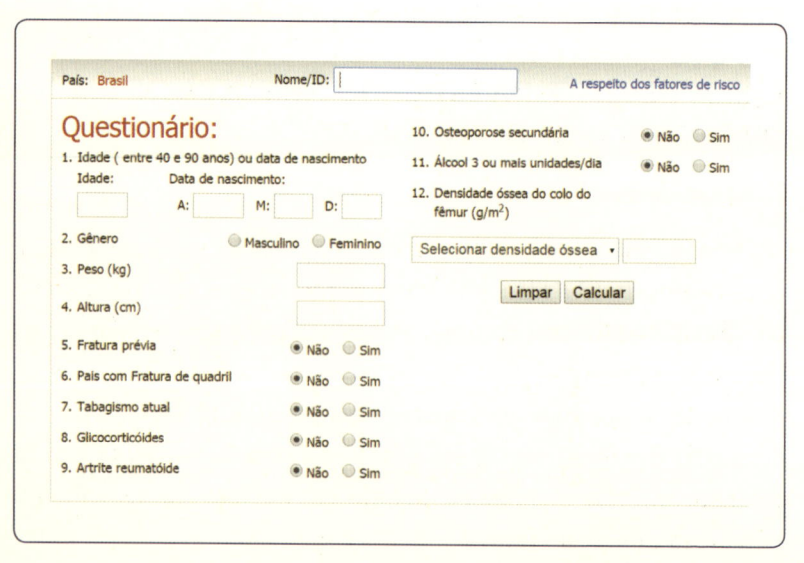

O questionário tanto pode ser respondido diretamente pelo paciente, antes de consultar um médico, quanto no próprio consultório médico. Em casos em que o risco fica entre alto e baixo, normalmente será solicitada uma medida de densidade óssea mineral, e o resultado será informado no FRAX; assim se conseguirá um melhor prognóstico sobre o risco de fratura.

Uso da densidade óssea para confirmar um diagnóstico de osteoporose

Em pessoas que tenham tido fratura uma ou mais vezes, as medidas de densidade óssea costumam ser feitas para determinar se essas fraturas são resultado da osteoporose – às vezes, por exemplo, em pacientes com muitas fraturas espontâneas na coluna, isso pode ser óbvio, mas em alguns casos pode ser difícil distinguir fraturas provocadas pela fragilidade do osso de outras causadas por trauma (impacto forte).

QUANDO A DENSITOMETRIA ÓSSEA DEVE SER USADA

Indivíduos que apresentam um ou mais fatores de risco listados a seguir devem procurar o médico e pedir conselhos sobre avaliação de densidade óssea.

Fatores de risco
- Menopausa precoce
- Amenorreia
- Deficiência do hormônio sexual masculino
- Tratamento oral com esteroides
- Hipertireoidismo
- Doença intestinal
- Anorexia nervosa
- Doença grave do fígado ou dos rins
- Baixo peso corporal

Quando a densitometria óssea deve ser usada

Fatores de risco
- Histórico familiar de fratura de quadril
- Artrite reumatoide
- Tratamento com inibidores de aromatase

Sinais que sugerem osteoporose
- Sinais radiológicos de perda de massa dos ossos
- Fratura prévia resultante de um impacto pequeno
- Diminuição de altura

As aferições de densidade óssea também são feitas em pessoas que apresentam sinais que sugiram osteoporose, como diminuição de altura ou ossos rarefeitos detectados no raio X, para garantir que o diagnóstico esteja correto. Alguns níveis de diminuição de altura são normais (normalmente uns dois centímetros, mais ou menos). Entretanto a diminuição de cerca de cinco centímetros ou mais pode indicar a presença de osteoporose, embora outras doenças, em especial a osteoartrite, também possam ser responsáveis pelo problema.

Uso da densidade óssea para avaliar os efeitos do tratamento

As medidas de densidade óssea são usadas para avaliar os efeitos do tratamento prescrito para a osteoporose. No entanto, atualmente muitos médicos acreditam que o monitoramento de rotina não é necessário, porque pouquíssimas pessoas não respondem ao tratamento. Eles acham que pode ser mais útil avaliar a densidade óssea depois de cerca de cinco anos de tratamento, para determinar se deve ter continuidade.

Rarefação óssea ao raio X

Os médicos às vezes podem comentar que os ossos parecem "finos" em uma radiografia. Muitas vezes, isso acontece no caso de um raio X que não foi pedido pelo médico por nenhuma razão ligada à osteoporose.

Esse fator deve sempre ser levado muito a sério, porque a rarefação acentuada dos ossos em um raio X costuma significar que já há considerável perda óssea e que, portanto, o risco de fratura pode ser alto.

A verificação da densidade óssea está amplamente disponível?

Felizmente, as medidas de densidade óssea estão amplamente disponíveis nas grandes cidades no Brasil, porém em alguns municípios do interior é muito difícil, ou mesmo impossível, para certos clínicos e médicos em hospitais conseguir prescrever exames de densidade para seus pacientes.

É muito importante que os serviços de densidade óssea sejam realizados por profissionais especializados – é preciso treinamento e experiência para programar as máquinas, interpretar os resultados e aconselhar tratamento. Os melhores locais de exame costumam estar dentro dos hospitais e envolvem um ou mais médicos com experiência em doenças ósseas.

Se as medidas de densidade óssea não estiverem disponíveis, os médicos provavelmente basearão suas decisões a respeito do tratamento na presença de fatores de risco. Essa é a melhor opção em determinadas circunstâncias, mas é muito longe do ideal e pode acabar resultando no tratamento desnecessário de algumas pessoas, porque nem todas com fatores de risco realmente são portadoras de osteoporose.

PONTOS-CHAVE

- A quantidade de osso (massa óssea) pode ser medida nas diferentes partes do esqueleto – o método mais amplamente utilizado para isso é o DEXA.
- Essas varreduras ósseas podem ser usadas para prever o risco de fraturas em uma pessoa.
- Radiografias comuns são usadas para detectar fraturas, e exames de sangue e urina são pedidos para checar a existência de outras doenças que predisponham à osteoporose.
- Não existe nenhum programa de triagem para osteoporose disponível para mulheres saudáveis, entretanto as varreduras ósseas podem ser aconselhadas para pessoas com fatores de risco, como o tratamento com esteroide oral, a deficiência de hormônio sexual ou um histórico pregresso de fraturas.
- O FRAX é uma nova ferramenta na internet que calcula o risco de fratura de uma pessoa baseado na presença ou ausência de fatores de risco para osteoporose.

Tratamento para osteoporose: medidas gerais

Considerações gerais

O tratamento da osteoporose envolve:
- alívio da dor;
- melhora da mobilidade;
- apoio para lidar com os efeitos psicossociais da doença;
- evitar futura perda óssea, de modo que o risco de fratura seja reduzido.

Embora costume ser necessário o tratamento com medicamentos para evitar a perda óssea, há várias medidas de autoajuda que podem ser adotadas pelo paciente para reduzir a progressão da doença.

A importância da educação do paciente

A maior parte das pessoas com osteoporose acha útil aprender sobre a doença e se tranquiliza ao descobrir que muito pode ser feito – tanto para evitar a continuação da perda óssea e a ocorrência de fraturas quanto para tratar os sintomas existentes. Saber que há medidas que podem ser tomadas por eles mesmos para melhorar seu estado de saúde, tais como exercícios, mudanças na alimentação e prevenção de quedas, ajuda os pacientes afetados a sentirem que têm algum controle sobre a doença, e isso pode aumentar sua chance de recuperação. Muitas pessoas também acham importante falar com outras na mesma situação e assim percebem que não estão sozinhas no diagnóstico de osteoporose. Grupos de apoio a esses pacientes são uma importante fonte de informação sobre todos os aspectos da doença, garantem meios para que os pacientes possam se encontrar e também indicam profissionais envolvidos no gerenciamento da doença.

Tratamento da dor

Qual é o grau de dor da osteoporose?

A intensidade da dor é muito variável na osteoporose. Algumas pessoas afetadas sentem dores crônicas fortes, enquanto outras têm apenas um desconforto mínimo. A dor que ocorre depois de uma fratura de punho ou quadril costuma melhorar depois da cirurgia, embora possa ser necessária a administração de analgésicos durante algum tempo após o procedimento.

Em pacientes que desenvolvem algodistrofia depois de uma fratura de punho, a fisioterapia pode garantir algum alívio para a dor e melhora na mobilidade. Em casos muito sérios, o médico pode aconselhar um procedimento chamado simpatectomia, no qual os nervos que dão suporte ao braço afetado ou são cortados através de uma cirurgia ou anestesiados com o uso de medicamentos.

Outro tratamento que vem sendo usado é a estimulação elétrica nervosa transcutânea (TENS), que é descrita em mais detalhes na página 46.

Tratamento de dor intensa

Em pacientes com fraturas agudas de coluna, a dor pode ser muito intensa e difícil de tratar. Talvez seja necessário um período de repouso, em que a pessoa fique de cama, embora isso deva ser restrito ao mínimo de tempo possível, porque a imobilização em si pode causar diretamente mais perdas ósseas no futuro. Coletes ortopédicos às vezes garantem algum alívio, embora a maior parte dos médicos não encoraje seu uso porque eles imobilizam a coluna e aumentam a perda óssea.

Pode ser necessário o uso de analgésicos muito fortes em uma primeira fase, logo após a fratura, como medicamentos semelhantes à morfina. Infelizmente, esses medicamentos e outros analgésicos fortes costumam ter efeitos colaterais, como sonolência, prisão de ventre e confusão mental, e também podem aumentar o risco de queda para o paciente, já que o nível de atividade dele diminui.

Nos pacientes em que a dor intensa não pode ser controlada por analgésicos, o tratamento com um hormônio chamado calcitonina costuma ser eficientes algumas vezes. Esse hormônio é produzido pela glândula tireoide – mas é completamente diferente da tiroxina – e tem propriedades de alívio da dor que podem ser muito úteis quando as outras tentativas falham. A calcitonina pode ser prescrita em forma de injeção ou de spray nasal. Ela pode causar efeitos colaterais, principalmente náusea e rubor intenso, quando se toma a injeção – a náusea às vezes dura por várias horas. Também podem ocorrer vômitos e diarreia, além de dor no local da aplicação.

No entanto, em muitos pacientes ocorre um significativo alívio da dor, normalmente depois de uma ou duas semanas do início do tratamento.

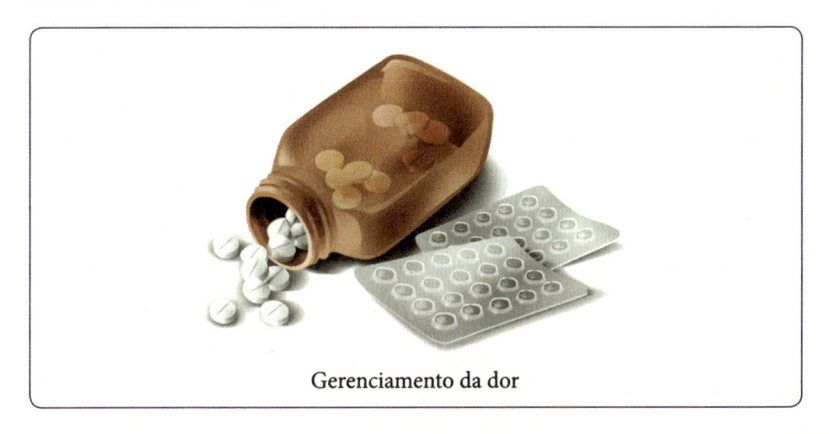

Gerenciamento da dor

Analgésicos em comprimido

Assim que a dor começa a melhorar, muitos pacientes percebem que analgésicos como paracetamol e codeína, ou combinações deles, garantem alívio suficiente da dor para permitir que as atividades diárias sejam retomadas. Em alguns casos, agentes anti-inflamatórios não esteroides, como o ibuprofeno, também são eficientes.

Cada pessoa reage de modo diferente aos analgésicos, no que diz respeito tanto à sua eficiência quanto ao efeitos colaterais que provocam, portanto vale a pena tentar diferentes possibilidades se um dos que forem prescritos não atender à necessidade do paciente.

Há vários analgésicos diferentes disponíveis no mercado e pode levar algum tempo até que se encontre a melhor opção para cada caso, mas vale a pena persistir.

Outros procedimentos

Várias outras medidas também podem ser tomadas para garantir o alívio da dor. Aplicação de calor local, bolsas de água quente e sacos de gelo costumam reduzir a dor. Alguns pacientes descobrem que a acupuntura é eficiente no seu caso, embora ela raramente costume ser oferecida pelos serviços de saúde pública.

A TENS (estimulação elétrica nervosa transcutânea) também ajuda a aliviar a dor em alguns casos. O tratamento consiste em utilizar uma pequena máquina presa a um cinto que é passado ao redor da cintura do paciente. Pequenos eletrodos são colocados sobre a área afetada pela dor e causam uma sensação de formigamento. O procedimento almeja, por meio dos estímulos elétricos produzidos pela máquina, "bloquear" a dor causada pela fratura.

Por fim, a atenção a detalhes como cadeiras confortáveis, com almofadas para suporte lombar se necessário, e uma cama confortável e firme é muito importante e pode melhorar a qualidade de vida no dia a dia.

Fisioterapia e hidroterapia

A fisioterapia, que é o tratamento de sintomas de uma doença por meio de exercícios, é muito importante no gerenciamento da osteoporose e é usada para aliviar a dor e melhorar a mobilidade. Em pacientes com fraturas de coluna, os músculos próximos à coluna toracolombar costumam sofrer espasmos como resultado da dor, o que acaba aumentando a sensação dolorosa.

O alívio dos espasmos musculares com uma fisioterapia suave, que relaxe os músculos, vai ajudar a diminuir a dor. A hidroterapia (exercícios suaves dentro da água morna) também ajuda a relaxar os músculos.

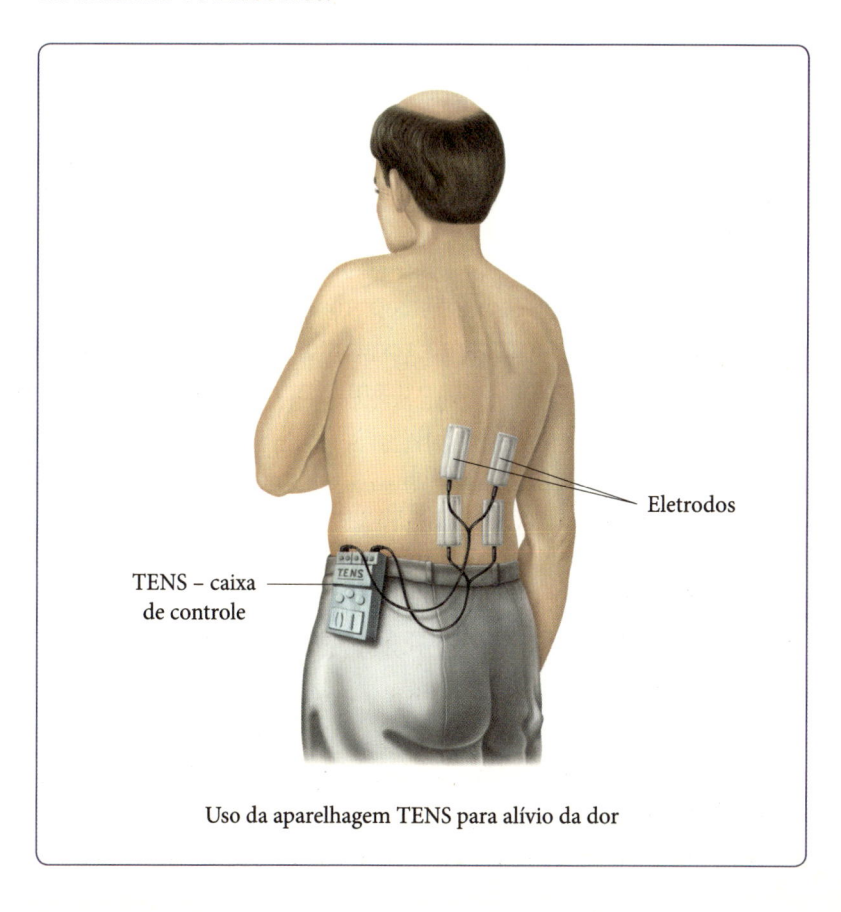

Uso da aparelhagem TENS para alívio da dor

Fisioterapia

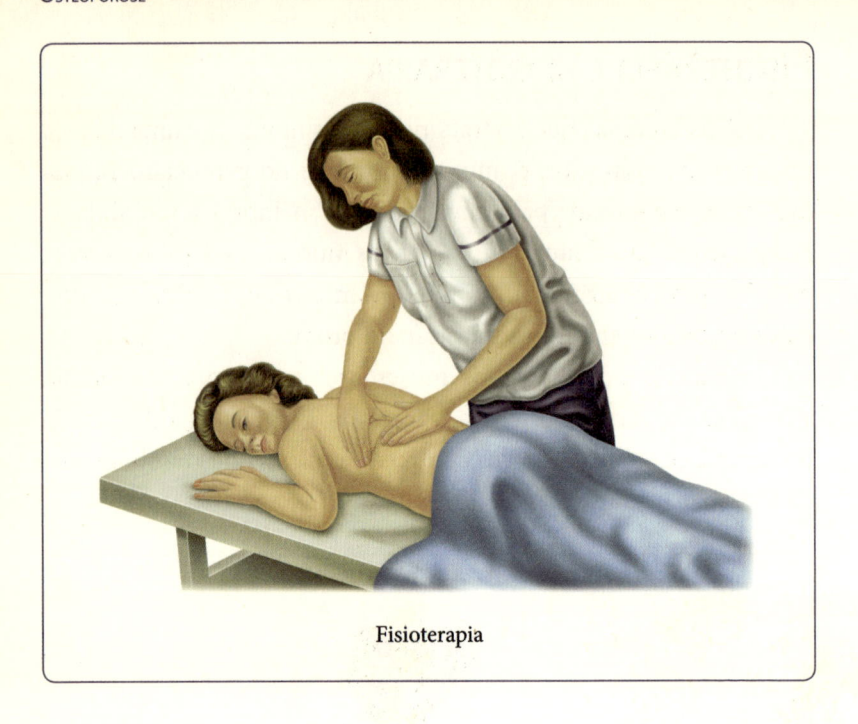

Restaurando a confiança e reduzindo o risco de quedas

Muitos pacientes com osteoporose acabam se tornando muito inativos, em parte como resultado da dor, mas também porque eles perdem a confiança e ficam com medo de cair e sofrer nova fratura ou com medo de que os exercícios possam levar a danos futuros aos ossos da coluna.

A fisioterapia e a hidroterapia podem ser muito úteis para melhorar a mobilidade e restaurar a confiança nessas pessoas. Essas duas opções também aumentam a força muscular e ajudam as pessoas a se proteger de contusões se tropeçarem ou caírem.

Efeitos sobre a postura

Outro efeito útil da fisioterapia é que ela pode melhorar a postura. A dor nas costas e os espasmos musculares costumam fazer com que o paciente acabe curvando os ombros e evite esticar as costas, mas, com exercícios suaves e o relaxamento da musculatura da coluna, isso geralmente melhora. Pacientes com osteoporose na coluna ficam compreensivelmente aflitos com a mudança na forma de suas colunas e no arredondamento que costuma ocorrer nas costas, e é importante perceber que isso muitas vezes pode ser melhorado.

Qual é o melhor exercício?

A quantidade e o tipo de exercício que deve ser feito irá variar de acordo com o quanto o indivíduo tiver sido afetado pela doença. Exercícios vigorosos demais podem ser prejudiciais em algumas circunstâncias, por isso é melhor procurar a orientação de um médico ou fisioterapeuta antes de começar a atividade física (ver página 63).

De um modo geral, os exercícios que causam dor devem ser evitados, embora um pequeno desconforto possa ser ignorado. A Sociedade Brasileira de Reumatologia, por exemplo, preparou uma cartilha de exercícios para quem sofre de osteoporose que muitos pacientes vêm achando útil.

Pontos-chave

- A dor pode ser muito intensa na osteoporose e talvez seja necessária a administração de analgésicos fortes nos primeiros momentos depois da fratura.
- Injeções de um hormônio chamado calcitonina podem ajudar a aliviar a dor intensa depois de fraturas de coluna.
- Outras medidas incluem fisioterapia, hidroterapia e TENS.

Medidas de autoajuda

A importância da autoajuda

Como mencionado antes, há vários fatores relacionados ao estilo de vida que afetam a massa óssea e, para vários deles, a pessoa pode adotar medidas que melhorem a saúde de seus ossos. Muitas pessoas descobrem que, ao adotar práticas de autoajuda, sentem-se mais no controle da doença e são capazes de contribuir para sua própria melhora ou recuperação.

Essas medidas também são importantes em pessoas que não têm osteoporose, porque reduziriam o risco de desenvolver a doença.

Alimentação e nutrição

Cálcio

Uma dieta equilibrada é muito importante para os ossos. Uma ingestão adequada de cálcio, em particular, será de grande ajuda para conseguir um bom pico de massa óssea, e isso também reduzirá a perda óssea relacionada à idade, quando a pessoa estiver mais velha. Embora muitos alimentos contenham cálcio, nem todos eles realmente liberam uma grande quantidade desse elemento no corpo após serem ingeridos, e a melhor fonte de cálcio na dieta são os laticínios, como leite e queijo, por exemplo.

A maior parte dos especialistas acredita que deve ser ingerido diariamente um grama de cálcio – cerca de meio litro de leite contém aproximadamente três quartos dessa quantidade (incluindo o leite desnatado, que na verdade contém um pouco mais de cálcio do que o leite integral ou o semidesnatado).

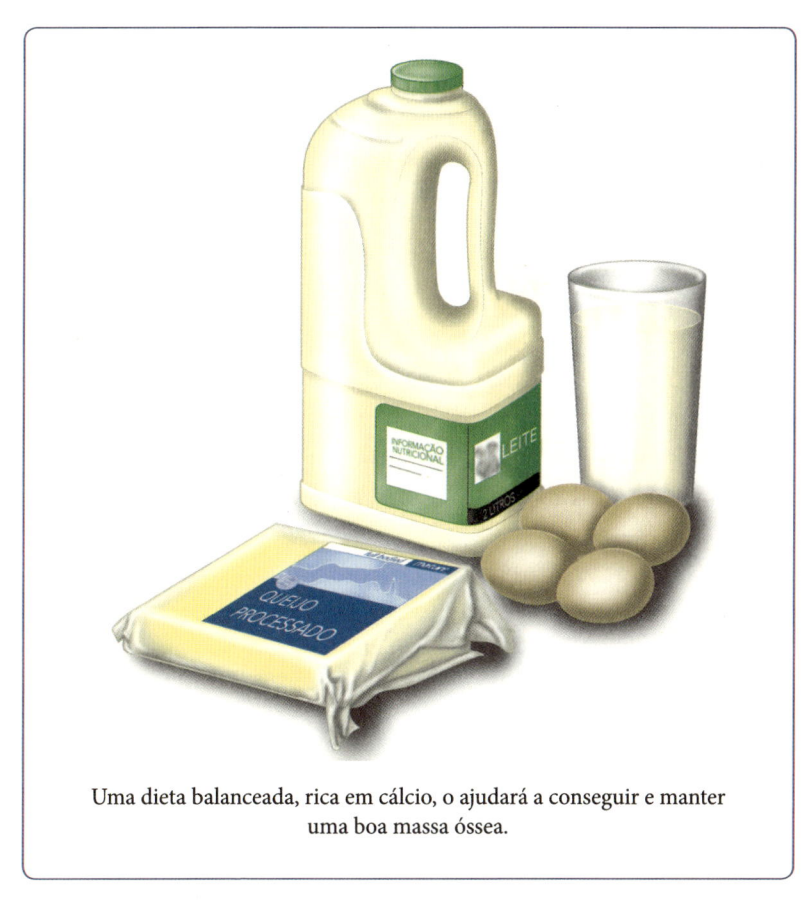

Uma dieta balanceada, rica em cálcio, o ajudará a conseguir e manter uma boa massa óssea.

Infelizmente, algumas pessoas possuem intolerância a laticínios e pode ser necessário que lhes sejam prescritos suplementos de cálcio, porque é muito difícil conseguir consumir um grama de cálcio todos os dias sem ingerir laticínios.

Há uma ampla escolha de suplementos de cálcio à venda em lojas de comida saudável e farmácias. Eles contêm diferentes quantidades de cálcio e, em muitos casos, são insuficientes para proteger os ossos contra a osteoporose. Por isso é importante se certificar de que o suplemento escolhido contenha cálcio o bastante. Caso haja dúvida, é melhor perguntar a um médico ou farmacêutico.

Fontes de cálcio na dieta

A maior parte dos especialistas acredita que se deve ingerir cerca de um grama de cálcio na dieta diária (1 grama = 1.000 miligramas)

Laticínios (porção média)	Cálcio (miligramas ou mg)
Iogurte: 140 g	240
Leite desnatado: 190 mililitros ou ml	235
Leite semidesnatado: 190 ml	231
Leite integral: 190 ml	224
Queijo Edam: 30 g	216
Queijo Cheddar: 30 g	207
Queijo cottage: 30 g	82
Não laticínios (porção média)	**Cálcio (miligramas ou mg)**
Tofu (no vapor): 100 g	510
Sardinhas no óleo (escorridas): 60 g	220
Figos secos: 30 g	75
Feijões cozidos: 120 g	50
1 laranja	47
1 fatia de pão branco	28
1 fatia de pão integral	7

Efeitos nocivos da perda excessiva de peso

O emagrecimento excessivo tem efeitos nocivos nos ossos. Pacientes com anorexia nervosa costumam ter osteoporose por apresentarem uma massa óssea muito baixa, mesmo se forem jovens. E, embora alguma perda óssea seja causada pela amenorreia, o peso muito baixo desses pacientes também tem um papel importante. A anorexia nervosa frequentemente se desenvolve durante a adolescência, quando o esqueleto está em crescimento. A perda óssea nesse estágio leva a um baixo pico de massa óssea e aumenta muito o risco de osteoporose. Inversamente, pessoas com sobrepeso tendem a ter uma massa óssea mais alta, mas isso não significa que a obesidade deva ser encorajada, porque traz muitos efeitos nocivos para a saúde!

A melhor linha de ação é ter como objetivo um peso normal para a altura e constituição física de cada um. Pacientes com osteoporose que estão abaixo do peso devem ser encorajados, na medida do possível, a chegar ao peso normal.

Pessoas que seguem uma dieta especial correm maior risco?

Provavelmente há várias outras substâncias na dieta que são importantes para os nossos ossos. No entanto, a não ser pela maior ingestão de cálcio, não são aconselhadas dietas especiais para pacientes com osteoporose. Os vegetarianos às vezes se preocupam se seus hábitos alimentares irão aumentar o risco de osteoporose. Desde que tenham uma ingestão adequada de cálcio, não há nenhuma evidência de que ser vegetariano seja ruim para os ossos. Na verdade, comer grandes quantidades de proteína, como carne vermelha, pode aumentar a perda de cálcio do corpo.

Por outro lado, vegetarianos que não comem nenhum laticínio devem ser aconselhados a tomar suplementos de cálcio.

Quanto você deve pesar?

- O índice de massa corporal (IMC) é um parâmetro útil para um peso saudável.
- Anote sua altura, em metros, e seu peso, em quilos.
- Calcule seu IMC assim:

$$IMC = \frac{Peso}{(altura \times altura)}$$

Ou seja, multiplica-se altura pela altura e divide-se o resultado pelo peso

$$Ex: \frac{70}{(1,68 \times 1,68)} = 24,8$$

- É recomendável que você tente manter seu IMC entre 18,5 e 24,9

O gráfico a seguir é um modo fácil de estimar seu IMC. Encontre sua altura e seu peso. O ponto em que as linhas se cruzam no gráfico indica seu IMC.

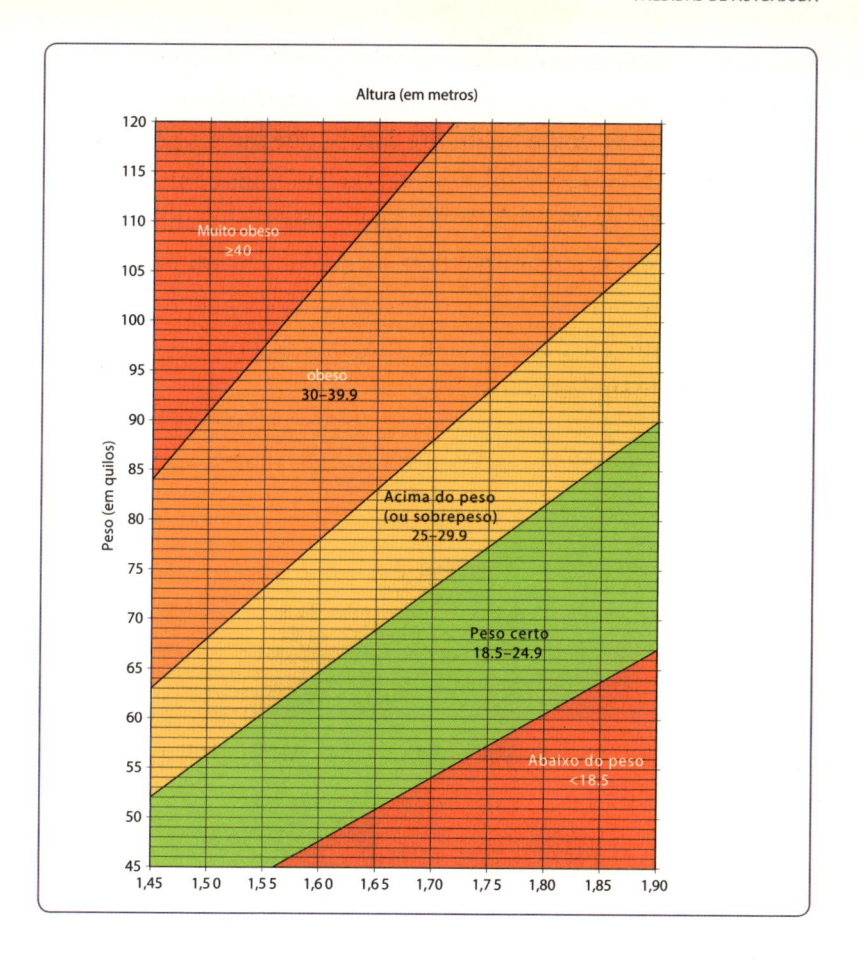

VITAMINA D

A deficiência de vitamina D é um problema comum em pessoas idosas e pode causar perda óssea, por isso é importante se certificar da ingestão adequada dessa vitamina. A vitamina D é produzida pela pele quando exposta à luz do sol e, mesmo em países com menos sol, como a Inglaterra, por exemplo, a luz do dia costuma ser o suficiente para manter os níveis de vitamina no corpo. No entanto, em pessoas idosas que não saem de casa, ou saem pouco, ou ainda em mulheres islâmicas que se vestem tradicionalmente, a deficiência de vitamina D é frequente. A vitamina D pode ser ingerida na dieta, mas sua fonte principal são peixes gordurosos, como halibute e cavala, que muitas pessoas não têm o hábito de comer regularmente. Os laticínios contêm pequenas quantidades de vitamina D, e alguns poucos alimentos são enriquecidos com essa vitamina. Para os que não ficam muito ao ar livre, a ingestão normal de alimentos costuma ser insuficiente para prover a quantidade necessária de vitamina D, por isso é necessária a adoção de suplementos.

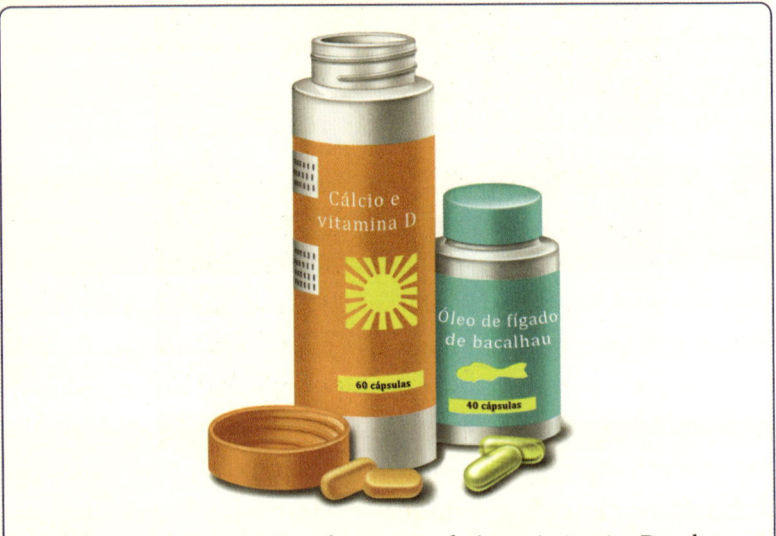

A deficiência de vitamina D pode causar perda óssea. A vitamina D pode ser ingerida na dieta alimentar ou na forma de suplemento.

Farmácias e lojas de alimentação saudável apresentam um grande número de suplementos contendo vitamina D, normalmente combinados com outras vitaminas e minerais. A quantidade de vitamina D contida nesses suplementos varia – a ingestão diária recomendada é de 400 unidades internacionais (UI), mas em pessoas idosas o ideal provavelmente é 800 UI. Nessas doses, a vitamina D é completamente segura e não provoca efeitos colaterais.

Exercício

O exercício físico é bom para os ossos, assim como para vários outros aspectos da nossa saúde. A imobilidade completa leva a uma rápida perda óssea, enquanto exercícios com pesos podem aumentar a massa óssea, principalmente na infância e adolescência.

Em pessoas mais velhas, a prática de exercícios físicos pode tornar mais lenta a perda óssea que ocorre com o avanço da idade e melhorar a forma física de um modo geral, reduzindo assim o risco de quedas. Portanto, do ponto de vista da prevenção da osteoporose, é aconselhável fazer exercício em todas as idades.

Que tipos de exercícios são bons para os ossos?

Se o objetivo é beneficiar os ossos, os exercícios devem ser com pesos e afetarão apenas os ossos que estiverem diretamente envolvidos no esforço. Foi provado que pular para cima e para baixo ou saltar pode melhorar a massa óssea nos quadris de mulheres jovens, e vários estudos mostram que caminhadas rápidas, de cerca de 30 minutos por três a quatro dias por semana, podem reduzir a perda óssea na coluna e nos quadris de mulheres mais velhas. Nadar, embora seja bom para relaxar os músculos tensos, não beneficia a massa muscular, porque não envolve levantamento de peso.

Exercícios em demasia podem ser perigosos

Exercícios muito vigorosos podem causar danos aos ossos, principalmente em mulheres jovens. Algumas corredoras de maratona, bailarinas e outras esportistas se tornam amenorreicas como resultado do excesso de exercícios e desenvolvem perda óssea e fraturas. No geral, é melhor fazer exercícios moderadamente e caminhar a passos rápidos por cerca de 30 minutos pela maior quantidade de dias possível. Use as escadas no lugar do elevador e só recorra ao carro quando for estritamente necessário!

Exercício é bom para os ossos.

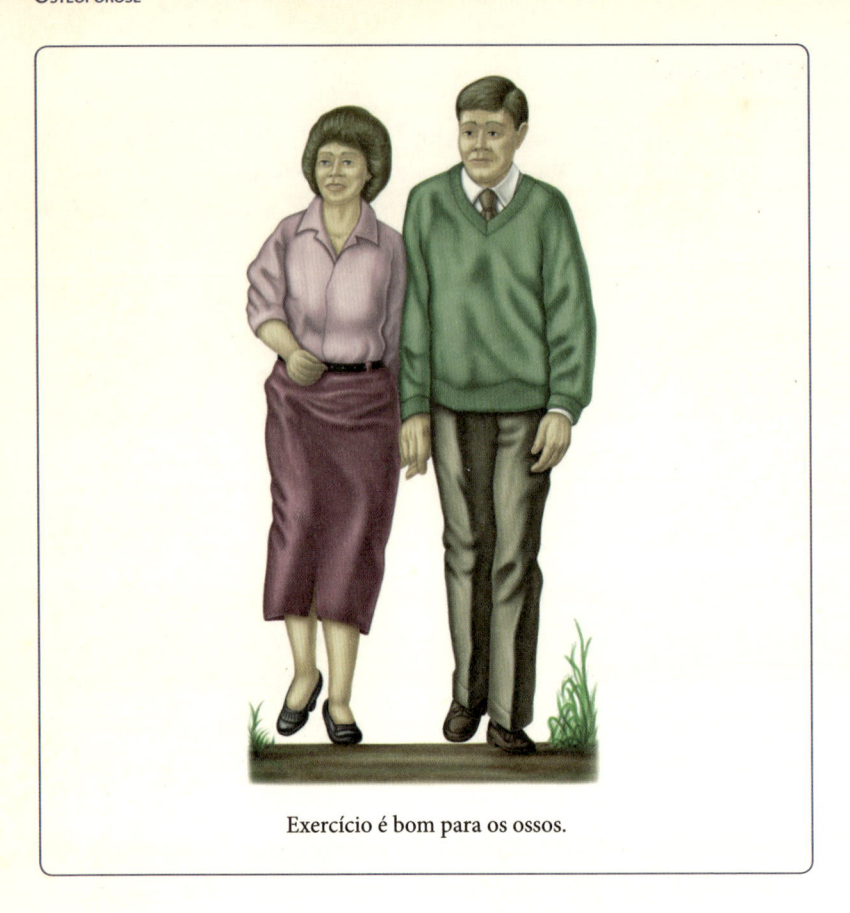

Fumo

Fumar é ruim para praticamente todos os aspectos da saúde, e os ossos não são exceção. Também há evidências de que alguns tratamentos para osteoporose podem ser menos eficazes em fumantes do que em não fumantes.

Álcool

Ingerir grandes quantidades de álcool pode ser prejudicial aos ossos, mas a boa notícia é que uma ingestão moderada (cerca de 8 doses por semana) na verdade pode ser benéfica! Uma dose equivale a cerca de 250 ml de cerveja, uma taça de vinho ou uma dose única de destilados, e é melhor limitar o consumo às quantidades citadas.

EVITAR QUEDAS

Há vários perigos nos ambientes que nos cercam que aumentam o risco de queda, e apenas estar ciente disso já ajudará a evitar um tombo que poderá resultar em uma fratura.

Calçadas e ruas cobertas de gelo em países com inverno rigoroso, calçamentos com pedras irregulares e degraus íngremes são exemplos óbvios de onde todos deveriam ser cuidadosos, principalmente os que sofrem de osteoporose. Perigos potenciais em alguns lares incluem tapetes soltos, pisos escorregadios e fios ou cabos elétricos no caminho.

Problemas de visão também aumentam o risco de queda e frequentemente podem ser resolvidos com uma visita a um oftalmologista. Para os que têm problemas de equilíbrio, uma bengala pode ser útil, principalmente fora de casa.

SE TIVER DÚVIDA, PROCURE ORIENTAÇÃO

Se você está preocupado com a possibilidade de ter osteoporose ou de correr risco de desenvolver a doença no futuro, busque orientação com seu clínico geral. Quanto mais cedo for feito o diagnóstico, melhor o prognóstico. Seu médico pode recomendá-lo a um especialista em uma clínica ou hospital, que é onde costuma ser feito o exame de densitometria óssea. Ou então ele poderá tranquilizá-lo com a informação de que você não está correndo risco de ter a doença.

GRUPOS DE APOIO

Muitas pessoas osteoporóticas acham importante conversar com outros pacientes que também sofrem da doença, e em muitas partes do país há grupos de apoio local.

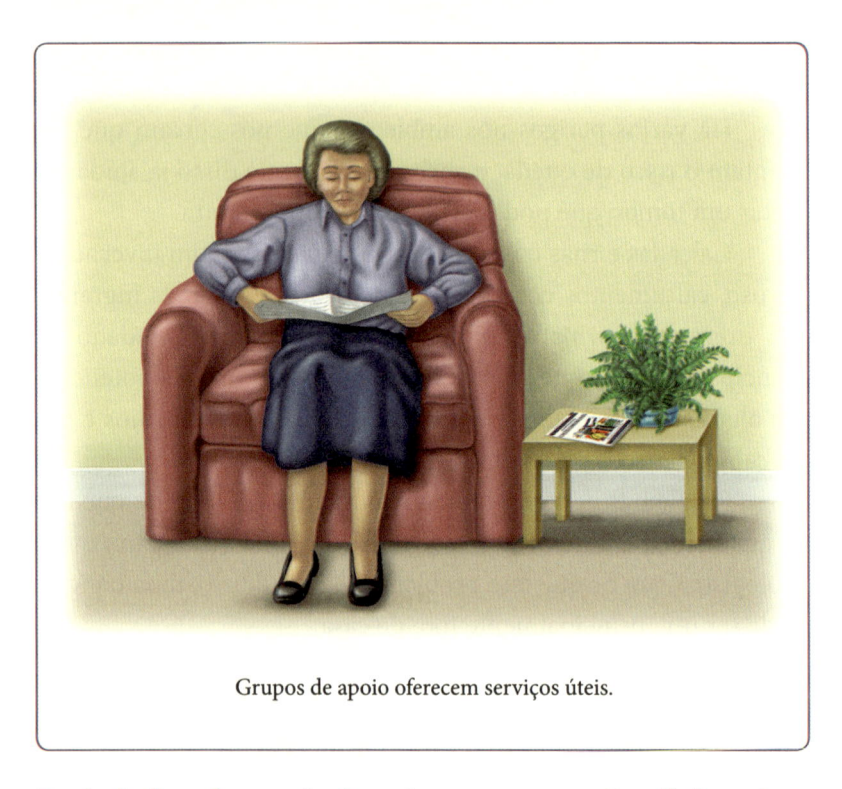

Grupos de apoio oferecem serviços úteis.

Sociedades de apoio à osteoporose no Brasil (serviços úteis, como jornais):

- Sociedade Brasileira de Reumatologia
- Federação Brasileira de Ginecologia e Obstetrícia
- Sociedade Brasileira de Endocrinologia e Metabologia

Pontos-chave

- Há várias medidas que as pessoas podem adotar para manter seus ossos em bom estado de saúde e, assim, reduzir o risco de desenvolverem osteoporose.
- A dieta alimentar é importante, especialmente a ingestão de cálcio, que é encontrado principalmente no leite e em outros laticínios. A deficiência de vitamina D deve ser evitada, principalmente em pessoas idosas.
- Exercício é bom para os ossos em todos os estágios da vida.
- Fumar aumenta o risco de osteoporose. O álcool, se consumido com moderação, não é perigoso.
- Muitas precauções podem ser tomadas para reduzir o risco de queda e, assim, diminuir a probabilidade de uma fratura.

Medicamentos usados no tratamento da osteoporose

Qual é o objetivo do tratamento?

A maior parte dos tratamentos para osteoporose licenciados atualmente age para evitar a perda óssea. Eles reduzem o risco de fraturas, mas não conseguem "curar" a osteoporose, caso ela já tenha se desenvolvido, porque não podem restaurar os ossos ao seu estado inicial. Por isso é melhor tomar medidas preventivas ou profiláticas o mais cedo possível em pessoas com risco de desenvolver a doença.

No entanto, o tratamento sempre vale a pena, mesmo em pessoas com osteoporose severa, porque reduzirá o risco da ocorrência de mais fraturas. Ninguém com osteoporose deve recusar tratamento.

O tratamento para a osteoporose é de longa duração

É importante ter consciência de que os medicamentos usados no tratamento da osteoporose não terão efeitos imediatos sobre os sintomas existentes, principalmente no que se refere à dor. Além disso, depois que as fraturas da coluna ocorrem, a forma da vértebra afetada não pode mais ser restaurada à sua condição normal. Portanto, se a coluna se tornou arredondada, isso não será corrigido pelo tratamento. No entanto, hoje é sabido que os tratamentos funcionam muito rapidamente nos casos de redução de fraturas, com uma melhora significativa no prazo de seis meses a um ano após o começo da terapia.

Todos os tratamentos para osteoporose precisam ser levados adiante por vários anos e, como não há nenhum efeito óbvio nos sinais e sintomas da doença, o paciente muitas vezes pode se sentir tentado a interromper a terapia ou a tomar os remédios sem a regularidade necessária. Isso deve ser firmemente evitado, porque é necessário um tratamento de longo prazo para que haja um efeito pleno da medicação sobre a perda óssea e a incidência de fraturas.

Atualmente há uma variedade de escolhas para o tratamento da osteoporose, e os prós e contras de cada opção devem ser avaliados com seu médico, que o aconselhará em relação a qual das possibilidades é mais adequada ao seu caso. É muito importante se sentir satisfeito com seu tratamento e, sendo assim, você deve informar ao médico sobre suas preferências. Se, depois de começar o tratamento, você achar que não está se adaptando bem aos medicamentos, deve voltar a consultar seu médico, porque é muito provável que ele ou ela possa encontrar substitutos, mais adequados. Em geral, os tratamentos para osteoporose são prescritos por um período de cinco a dez anos.

Bifosfonatos

Os bifosfonatos são um grupo de drogas sintéticas que cada vez mais estão sendo usadas no tratamento da osteoporose. Seu principal efeito é tornar inativas as células que reabsorvem os ossos, os osteoclastos, evitando assim a perda óssea.

Como os bifosfonatos agem sobre o osso

O osso compacto é composto por várias camadas em forma de tubo chamadas canais de Havers. Os formadores de ossos, osteoblastos, e os destruidores de ossos, osteoclastos, ficam localizados entre as camadas dos canais de Havers e na superfície do osso esponjoso. Os bifosfonatos inibem a ação dos osteoclastos.

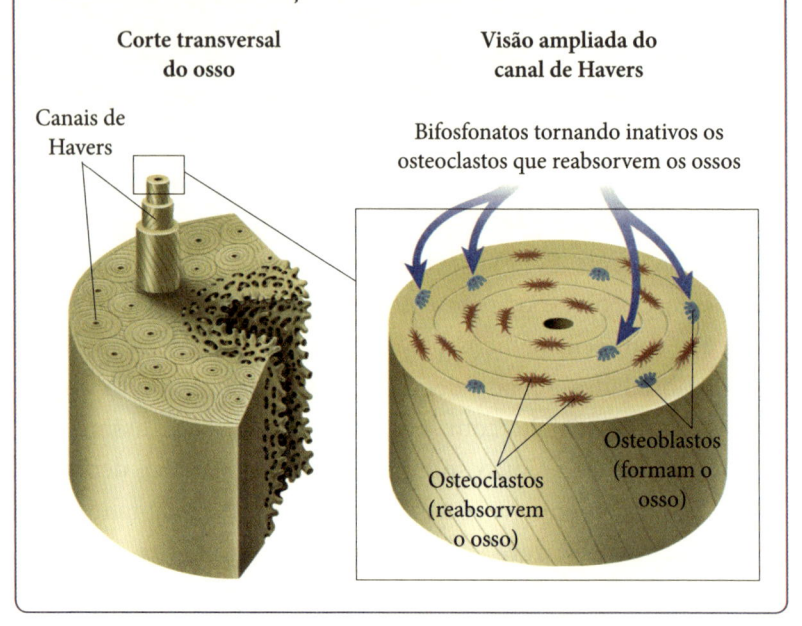

Corte transversal do osso

Visão ampliada do canal de Havers

Canais de Havers

Bifosfonatos tornando inativos os osteoclastos que reabsorvem os ossos

Osteoclastos (reabsorvem o osso)

Osteoblastos (formam o osso)

Há cinco bifosfonatos disponíveis atualmente para a prevenção e tratamento da osteoporose – etidronato, alendronato, risedronato, ibandronato e zoledronato. Desses, o alendronato é o mais amplamente utilizado porque é o de menor custo.

Os bifosfonatos costumam ser administrados na forma oral, em comprimidos, mas em pessoas que não conseguem tomar comprimidos ou cujo intestino normalmente não absorve o remédio dessa forma, é possível administrar ibandronato e zoledronato através de injeções na veia (veja a seguir).

Independentemente do tratamento escolhido, também devem ser tomados suplementos diários de cálcio e de vitamina D, caso a ingestão de cálcio em sua dieta alimentar seja baixa ou haja suspeita de deficiência de vitamina D. Esses suplementos não devem ser tomados ao mesmo tempo que o comprimido de bifosfonato porque irão impedir a absorção deste pelo intestino.

Etidronato

O etidronato, pouco usado no Brasil, foi o primeiro bifosfonato a ser utilizado no tratamento da osteoporose. É tomado em ciclos de 90 dias em medicamentos que o associam ao cálcio, como o Didronel PMO (o medicamento padrão para osteoporose pós-menopausa, apresentação não disponível no Brasil). O etidronato é ministrado de forma alternada – duas semanas de tratamento seguidas por 76 dias (quase 11 semanas) apenas de suplementos de cálcio, sem nenhuma dose de etidronato. Esse ciclo de cerca de três meses ao todo é repetido por no mínimo três anos – normalmente por mais tempo. O etidronato é tomado na forma de um comprimido, uma vez por dia, por duas semanas em cada ciclo.

Efeitos colaterais

O Didronel PMO é muito seguro e tem poucos efeitos colaterais. Às vezes o paciente pode sofrer de náusea ou diarreia e também já foram reportadas alergias cutâneas. Como o etidronato é absorvido pelo intestino para a corrente sanguínea apenas em doses muito pequenas, ele deve ser tomado com o estômago vazio, pelo menos duas horas depois da última refeição, e deve-se evitar comer nas duas horas seguintes. O medicamento deve ser tomado com um copo de água, e não com bebidas que contenham leite, pois elas evitarão que o medicamento seja absorvido pelo organismo.

Antiácidos, comprimidos de ferro e suplementos minerais incluindo o cálcio devem ser evitados durante as duas horas anteriores e as duas horas posteriores à ingestão do etidronato, já que interferem em sua absorção. A maior parte das pessoas acha mais conveniente tomar o etidronato à noite, pouco antes de dormir.

Quem não deve tomar?

O etidronato não deve ser tomado por mulheres grávidas ou que estejam amamentando, ou por pessoas que apresentem funcionamento anormal dos rins.

Alendronato

O alendronato de sódio (Fosamax), largamente usado no Brasil, também é um bifosfonato e age de modo similar ao etidronato. Ele comprovadamente diminui a incidência de fraturas na coluna e em outros lugares, incluindo o quadril. É tomado em comprimidos de 10 miligramas (mg), uma vez ao dia, ou 70 mg por semana. No exterior também está disponível uma fórmula combinada de alendronato (70 mg) e vitamina D 2.800 UI (Fosavance), que deve ser tomada uma vez por semana – ela deve ser consumida sem adição de suplementos de cálcio e vitamina D, desde que a ingestão de cálcio na dieta alimentar seja adequada.

Se o alendronato for tomado sozinho, é preciso acrescentar suplementos de cálcio e vitamina D, a menos que a ingestão de cálcio na dieta e as taxas de vitamina D estejam adequadas.

Efeitos colaterais

Os efeitos colaterais com alendronato são raros, mas incluem diarreia, dor e distensão no abdome, além de outros sintomas envolvendo o esôfago. No caso do esôfago, normalmente os efeitos colaterais sentidos são azia ou indigestão e, em alguns casos, foi relatada a incidência de úlceras e inflamação desse órgão.

É muito importante tomar os comprimidos de alendronato corretamente, seguindo as instruções do fabricante, porque isso diminui o risco de efeitos colaterais no esôfago.

Os comprimidos devem ser tomados com um copo cheio de água, com o estômago vazio, pelo menos 30 minutos antes do café da manhã (e de qualquer outro comprimido que o paciente possa estar tomando). Depois de ingerir o comprimido, as instruções são para ficar de pé ou sentado com o corpo ereto, por pelo menos 30 minutos, e só deitar de novo depois de ter tomado o café da manhã. Os comprimidos não devem ser tomados na hora de dormir ou antes, de o paciente se levantar da cama pela manhã.

Quem não deve tomar?

O alendronato não deve ser tomado por mulheres grávidas ou que estejam amamentando e deve ser evitado caso os rins não estejam funcionando normalmente. Se houver histórico de problemas para engolir ou indigestão severa, também não se deve consumir o medicamento.

Risedronato

O risedronato (Actonel) é outro bifosfonato e é tomado em forma de comprimido, 5 mg (por dia) ou 35 mg (uma vez por semana). Ele comprovadamente reduz o risco de fraturas na coluna e em outros lugares, incluindo o quadril.

Também devem ser tomados suplementos de cálcio e de vitamina D, a menos que a ingestão de cálcio na dieta alimentar e as taxas de vitamina D estejam adequadas.

Efeitos colaterais

Nenhum efeito colateral significativo foi descrito em vários testes clínicos. No entanto, como há risco de inflamação no esôfago – como ocorre com o alendronato –, é preciso seguir instruções específicas ao tomar os comprimidos. Eles devem ser ingeridos com o estômago vazio, ao menos trinta minutos antes da primeira alimentação do dia e de se beber qualquer líquido, ou ao menos duas horas antes de qualquer refeição ou ingestão de líquido a qualquer outra hora do dia e, ao menos trinta minutos, antes de ir para a cama. Assim como o alendronato, as instruções são para ficar parado ou sentado com o corpo ereto, por pelo menos trinta minutos depois de tomar o comprimido.

Quem não deve tomar?

O risedronato não deve ser tomado por mulheres grávidas ou que estejam amamentando e deve ser evitado se os rins não estiverem funcionando normalmente.

Ibandronato

O ibandronato (Bonviva) é ingerido na forma de comprimido único, uma vez por mês, ou pode ser tomado por meio de uma injeção na veia, uma vez a cada três meses. Ele comprovadamente diminui o risco de fraturas na coluna e em alguns outros lugares do corpo, mas não o de fratura de quadril. Os suplementos de cálcio e vitamina D devem ser tomados, a menos que a ingestão diária de cálcio na dieta alimentar e as taxas de vitamina D estejam adequadas.

Efeitos colaterais

Assim como outros bifosfonatos, o ibandronato pode causar inflamação do esôfago. O comprimido deve ser tomado com o estômago vazio, pelo menos uma hora antes da primeira refeição sólida ou líquida do dia e, também nesse caso, as instruções são para permanecer de pé ou sentado com o corpo ereto por pelo menos uma hora depois de ingerir a medicação. Se o ibandronato for tomado na forma de injeção intravenosa, pode causar sintomas semelhantes à gripe nas primeiras 24 ou 28 horas depois da aplicação. Isso costuma acontecer apenas na primeira vez em que é feita a aplicação e normalmente o quadro é normalizado em um ou dois dias.

Quem não deve tomar?

O ibandronato não deve ser tomado por mulheres grávidas ou que estejam amamentando e também deve ser evitado caso os rins não estejam funcionando normalmente.

Zoledronato

O zoledronato (Aclasta) é o bifosfonato mais recente no mercado e é ministrado por meio de uma infusão na veia, uma vez por ano. A infusão leva cerca de 15 minutos.

O medicamento comprovadamente diminui a incidência de fraturas na coluna e em outros lugares do corpo, incluindo o quadril. Também devem ser tomados suplementos de cálcio e vitamina D, a menos que a ingestão diária de cálcio na dieta alimentar e a taxa de vitamina D estejam adequadas.

Efeitos colaterais

Assim como o ibandronato, a injeção de zoledronato pode causar sintomatologia semelhante à da gripe nas 24 ou 48 horas seguintes à aplicação. Isso costuma ocorrer apenas na primeira injeção e geralmente a situação se normaliza em um ou dois dias.

Quem não deve tomar?

O zoledronato não deve ser tomado por mulheres grávidas ou que estejam amamentando e também deve ser evitado caso os rins não estejam funcionando normalmente.

Que bifosfonato é melhor?

Embora todos os bifosfonatos ajam de modo similar, há algumas diferenças entre eles e apenas o alendronato, o risedronato e o zoledronato comprovadamente diminuem o risco de fraturas na coluna e em outros lugares do corpo, incluindo o quadril. Por isso, eles são vistos como a primeira opção de tratamento na maioria dos casos.

Por quanto tempo os bifosfonatos devem ser tomados?

Não se tem certeza de por quanto tempo exatamente os bifosfonatos devem ser tomados e atualmente muitos médicos os prescrevem por um período de cinco a dez anos. Não está claro ainda por quanto tempo os efeitos dos bifosfonatos permanecem nos ossos depois que o tratamento é interrompido – estudos recentes sugerem que ocorre perda óssea um ano depois que se para o tratamento.

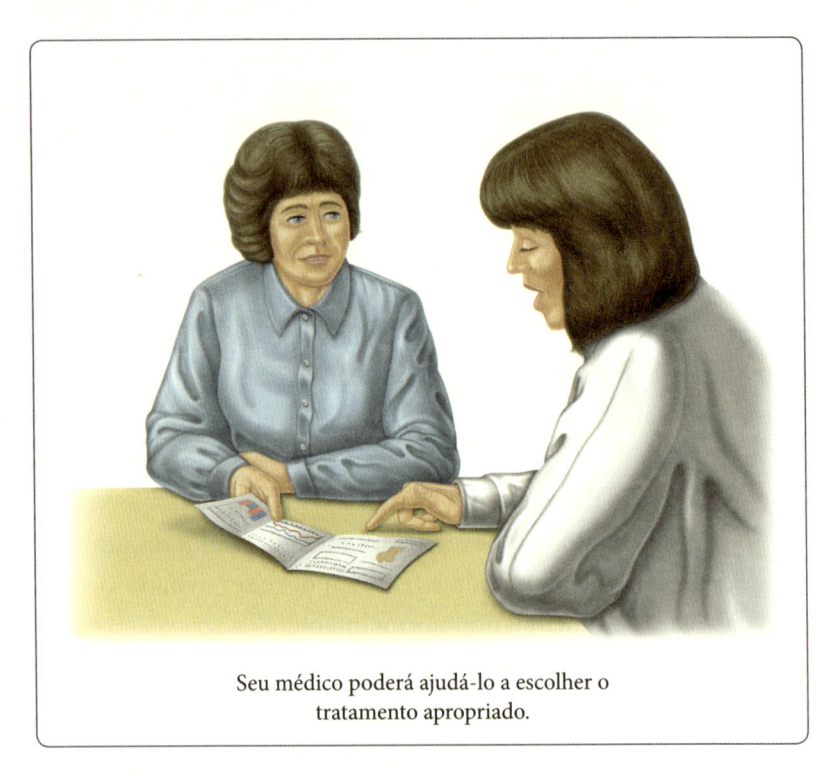

Seu médico poderá ajudá-lo a escolher o tratamento apropriado.

Portanto, se a medicação for interrompida, recomenda-se a medida da densidade óssea aproximadamente dois anos depois, para avaliar se será necessária a continuação do tratamento.

Possíveis efeitos colaterais muito raros dos bifosfonatos

Recentemente houve muita publicidade a respeito de dois possíveis efeitos colaterais em longo prazo da terapia com bifosfonatos. Um deles é a osteonecrose da mandíbula, uma doença que destrói os ossos superiores e inferiores da mandíbula. Isso é extremamente raro, e os especialistas não entraram em acordo sobre a causa ser mesmo o tratamento da osteoporose com bifosfonatos. No entanto, como esse tratamento vem sendo frequentemente associado a problemas dentários e infecções, muitos médicos aconselham as pessoas com saúde dental fraca que se submetam a um check-up dentário antes de começar a usar bifosfonatos.

Outro possível efeito colateral que atualmente está sob investigação são fraturas incomuns que ocorrem no fêmur, às vezes em ambos os lados. Mais uma vez, isso é extremamente raro e não há certeza se a causa são os bifosfonatos ou a osteoporose em si.

Quando ler sobre esses efeitos colaterais, o importante é lembrar que eles são muitíssimo raros e que, no caso de pessoas com alto risco de fraturas, os benefícios do tratamento são muito maiores do que os riscos.

Denosumab

Denosumab é o mais novo tratamento para a osteoporose. É um anticorpo que inibe uma forma específica de uma proteína que ativa os osteoclastos, as células que reabsorvem os ossos, e vem comprovadamente diminuindo o risco de fraturas da coluna e em outros lugares do corpo, incluindo o quadril. O medicamento é aplicado com uma injeção subcutânea (aplicação sob a pele), uma vez a cada seis meses. Também devem ser tomados suplementos de cálcio e vitamina D, a menos que a ingestão de cálcio na dieta alimentar e as taxas de vitamina D sejam adequadas.

Efeitos colaterais

É raro surgirem efeitos colaterais no tratamento com denosumab. Eczema pode ocorrer raramente e, ainda mais ocasionalmente, inflamação na pele (celulite).

Quem não deve tomar denosumab?

O denosumab não deve ser tomado por mulheres com baixo nível de cálcio no sangue ou por aquelas que forem alérgicas a qualquer um dos componentes da injeção – o que é extremamente raro. Não é recomendado usar o medicamento durante a gravidez ou em pessoas com menos de 18 anos.

Raloxifeno

O raloxifeno (Evista) é indicado para prevenção e tratamento de osteoporose em mulheres na pós-menopausa. Ele comprovadamente reduz o risco de fraturas da coluna, mas não o de fraturas do quadril e do punho.

O medicamento é tomado na forma de um comprimido por dia. De certo modo, ele age como o estrogênio, mas, ao contrário do estrogênio, não causa sangramento vaginal nem aumenta o risco de câncer de mama. Na verdade, há evidências de que ele protege a mulher contra o desenvolvimento de câncer de mama, ao menos nos primeiros quatro anos de tratamento, aproximadamente.

Suplementos de cálcio e vitamina D devem ser tomados, a menos que a ingestão diária de cálcio na dieta alimentar e as taxas de vitamina D sejam adequadas.

Efeitos colaterais

Não é comum que o raloxifeno cause efeitos colaterais. No entanto, ele pode provocar ondas de calor ou piorar as já existentes, portanto é melhor não tomá-lo se você tiver sintomas de menopausa. O medicamento também pode causar câimbras e edema nas pernas, embora não costumem ser severos. O risco de acidente vascular cerebral também fica levemente maior.

Assim como na terapia hormonal (TH), o raloxifeno aumenta o risco de trombose venosa, por isso é melhor ser evitado por mulheres que já tiveram episódios anteriores do problema ou por aquelas com fatores de risco como flebite (inflamação de uma veia), imobilidade ou obesidade.

Quem não deve tomar raloxifeno?

O raloxifeno não deve ser consumido por mulheres grávidas ou que estejam amamentando nem por mulheres que têm câncer de mama ou de endométrio. Caso aja sangramento vaginal inexplicado, ele deve ser completamente investigado e tratado antes de o uso de raloxifeno ser iniciado. O medicamento não é indicado para mulheres com sintomas de menopausa, pois pode torná-los piores.

TERAPIA HORMONAL

A terapia hormonal (TH) vem sendo usada há muitos anos na prevenção e no tratamento da osteoporose. Ela previne a perda óssea durante a menopausa e depois dela e também reduz o risco de fraturas na coluna, no punho e no quadril. No entanto, como o uso em longo prazo desse tipo de terapia aumenta o risco de acidente vascular cerebral, de câncer de mama e de doença coronariana, ela não vem mais sendo vista como uma opção preferencial no tratamento da osteoporose. Assim, seu uso é restrito a mulheres que apresentam sintomas climatéricos e de osteoporose e àquelas que desenvolveram menopausa precoce. Veja o livro da série *Doutor Família – Menopausa e Terapia de Reposição Hormonal*.

Ranelato de estrôncio

O ranelato de estrôncio (Protos) é um novo tratamento para a osteoporose. Ele comprovadamente reduz o risco de fraturas na coluna e em outros lugares do corpo, incluindo o quadril. É administrado na forma de grânulos, que devem ser misturados com um copo de água antes de serem tomados. Ele deve ser tomado uma vez por dia, na hora de dormir, de preferência no mínimo duas horas depois de comer. Suplementos de cálcio e vitamina D também devem ser consumidos, a menos que a ingestão de cálcio na dieta alimentar e as taxas de vitamina D sejam adequadas.

Efeitos colaterais

O ranelato de estrôncio costuma ser bem tolerado pelo organismo. Eventualmente pode acontecer diarreia, dores de cabeça, náusea e alergias cutâneas e há um pequeno aumento no risco de trombose venosa. Muito raramente pode ocorrer uma reação alérgica e, caso haja erupção cutânea, o medicamento deve ser interrompido imediatamente.

Quem não deve tomar ranelato de estrôncio?

O ranelato de estrôncio não deve ser tomado por mulheres grávidas ou que estejam amamentando. Também não é recomendado para mulheres com doenças graves nos rins e deve ser usado com cautela por pacientes com histórico – ou fatores de risco – para desenvolver trombose venosa.

Teriparatida (Fortéo)

Esse tipo de tratamento age na construção de um novo osso e comprovadamente reduz o risco de fraturas na coluna e em outras partes do corpo. É administrado por intermédio de uma caneta injetável. Os pacientes precisam ser treinados para autoinjetarem o remédio, em método semelhante às injeções de insulina para pessoas com diabetes, e as aplicações são feitas na coxa ou no abdome.

A teriparatida é um tratamento muito mais caro do que os outros para a osteoporose e costuma ser indicada apenas para mulheres com um quadro muito grave da doença, que não conseguiram tomar outros tratamentos ou não reagiram como esperado a eles. A duração do tratamento com teriparatida é limitada a

18 meses, mas outros medicamentos (bifosfonatos, por exemplo) podem ser administrados depois desse período. Assim como em outros tratamentos, devem ser tomados suplementos de cálcio e vitamina D, a menos que a ingestão de cálcio na dieta alimentar e as taxas de vitamina D sejam adequadas.

Efeitos colaterais

Os efeitos colaterais são relativamente incomuns, mas podem incluir náusea, dores de cabeça, sonolência e dores nos membros. Em pacientes que estão tomando Fortéo, os níveis de cálcio no sangue e na urina podem aumentar e precisam ser checados durante os primeiros seis meses de tratamento.

Quem não deve tomar teriparatida?

Esse tipo de medicamento é contraindicado para as mulheres com alto nível de cálcio no sangue, para as que sofrem de doenças renais graves ou outras formas de doenças nos ossos ou para as que fizeram radioterapia previamente no esqueleto. Também não deve ser usado por mulheres grávidas, ou que estejam amamentando, ou nas que sofrem de doenças graves nos rins ou no fígado.

Calcitriol

O calcitriol (Rocaltrol) é uma forma ativa de vitamina D, e alguns estudos mostram que ele reduz o risco de fraturas na coluna. Como é um medicamento muito forte, pode levar ao aumento dos níveis de cálcio no sangue (hipercalcemia) e na urina (hipercalciúria), o que pode gerar problemas sérios se não for detectado logo. Assim, é necessário fazer exames de sangue regulares quando se está tomando calcitriol – normalmente de um a três meses depois de começar o tratamento e a cada seis meses depois disso.

Se houver aumento dos níveis de cálcio no sangue e na urina, o tratamento deve ser interrompido, a quantidade de cálcio costuma voltar ao normal em uma ou duas semanas.

Efeitos colaterais

Os sintomas de altos níveis de cálcio no sangue incluem náuseas, perda de apetite, vômitos, prisão de ventre ou diarreia, sede, dor de cabeça. A pessoa também pode urinar mais do que o normal e apresentar cansaço excessivo. Altos níveis de cálcio na urina podem levar à formação de cálculos nos rins ou a depósitos de cálcio nos rins, o que pode acabar resultando em falência renal.

Quem deve tomar calcitriol?

A maior parte dos médicos acredita que o calcitriol só deve ser usado em mulheres que não conseguem fazer outros tratamentos para a osteoporose. Primeiro porque as evidências de que o calcitriol reduz o risco de fratura são mais fracas do que em outros tratamentos e segundo porque a necessidade de exames de sangue regulares é vista por alguns médicos e pacientes como uma desvantagem.

Quem não deve tomar o calcitriol?

O calcitriol não deve ser utilizado por pessoas com doenças que causem elevação dos níveis de cálcio no sangue ou em mulheres grávidas ou que estejam amamentando.

O medicamento deve ser usado com muita cautela se houver histórico de cálculos nos rins ou evidências de que esse órgãos não estejam funcionando normalmente.

O calcitriol pode ser usado como um suplemento de vitamina D?

Não! Fórmulas contendo vitamina D em si são muito mais seguras e garantem proteção adequada contra a deficiência dessa vitamina em pessoas saudáveis.

Calcitonina

A calcitonina é um hormônio produzido pela glândula tireoide que torna inativas as células que destroem os ossos, evitando, assim, a perda óssea. O hormônio evita a perda óssea na coluna, mas pode ser menos eficaz em outras partes do esqueleto, como nos quadris. Alguns estudos mostram que a calcitonina reduz o risco de fratura, mas nem todos os especialistas estão convencidos disso, então ela não é amplamente utilizada para tratamento de longo prazo da osteoporose.

Administração e efeitos colaterais

A calcitonina deve ser administrada na forma de spray nasal ou de injeção. No Brasil, são comercializados com os nomes de Acticalcin, Calsynar e Miacalcic. O preparado usado é feito de calcitonina de salmão. Os efeitos colaterais da forma injetável incluem náusea e rubor facial logo após a aplicação e costumam ser passageiros, embora às vezes a náusea persista por várias horas. Também pode ocorrer diarreia, vômito e dor no local da injeção. No caso do spray nasal, não é comum que haja efeitos colaterais, mas eles podem incluir rinite (coriza no nariz), rubor, sonolência, diarreia e vômito.

Cálcio e vitamina D

O cálcio e a vitamina D sozinhos não costumam ser vistos como um tratamento para a osteoporose, mas são usados com frequência com outros medicamentos para potencializar seus benefícios. No entanto, há evidencias de que suplementos de cálcio e de vitamina D, quando usados sozinhos em doses diárias de 1.200 mg e 800 UI, respectivamente, podem reduzir o risco de fraturas de quadril em mulheres idosas. Há, portanto, uma forte indicação para administrar suplementos de cálcio e vitamina D em mulheres idosas que não têm muita mobilidade.

Tanto o cálcio quanto a vitamina D são muito importantes para a saúde dos ossos. A vitamina D aumenta a absorção intestinal do cálcio ingerido na dieta alimentar, garantindo que ele chegue em alta quantidade ao esqueleto, que contém cerca de 99% de todo o cálcio do corpo. Há duas formas dessa vitamina: a vitamina D3 (colecalciferol), que é produzida pela pele quando esta é exposta à luz do sol, e a vitamina D2 (ergocalciferol), que está disponível em quantidades limitadas na dieta alimentar.

A maior parte das pessoas garante seus bons níveis de vitamina D através da produção pela pele, mas, no caso de pessoas mais velhas, a ingestão na dieta alimentar se torna mais importante.

Que suplementos de cálcio e vitamina D estão disponíveis?

Há uma grande variedade de suplementos disponíveis, tanto sob prescrição médica quanto nos balcões de farmácias. Para a maior parte das pessoas, uma dose diária de um grama de cálcio e de 400 UI a 800 UI de vitamina D é o adequado.

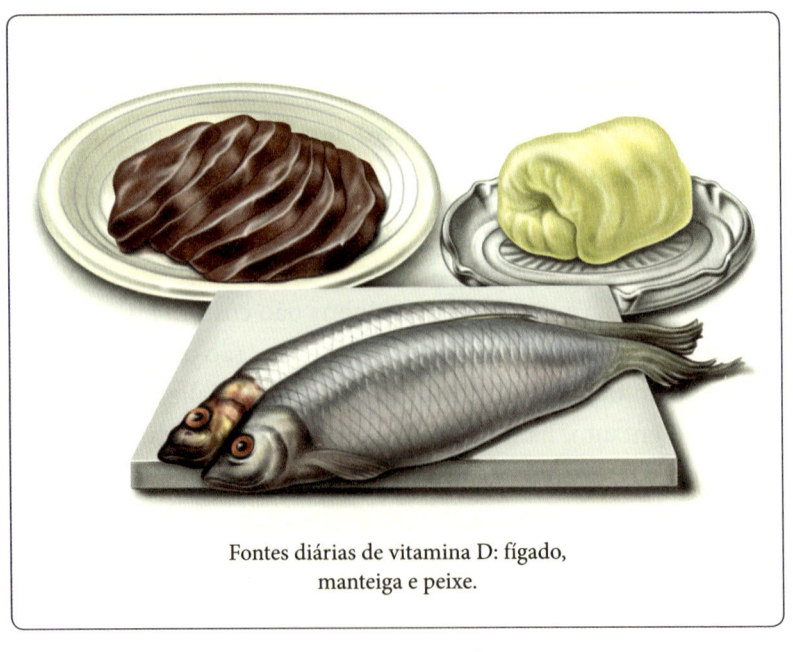

Fontes diárias de vitamina D: fígado, manteiga e peixe.

Se um suplemento contém tanto cálcio quanto vitamina D, esse costuma ser melhor, porque a vitamina D é necessária para a absorção normal do cálcio. No entanto, em algumas situações, talvez seja mais apropriado a suplementação ou com cálcio ou com vitamina D.

Os suplementos de cálcio são tomados por via oral, em forma líquida ou em comprimido, e devem ser consumidos em doses divididas em duas ou três vezes ao dia, para máxima absorção.

Os suplementos de vitamina D estão disponíveis em comprimidos ou na forma de injeção. Os comprimidos costumam ser tomados uma ou duas vezes por dia, enquanto as injeções em geral são aplicadas uma ou duas vezes por ano. No entanto, a absorção da vitamina D pelo corpo depois da injeção costuma ser baixa; por isso, geralmente os médicos dão preferência ao tratamento via oral. Suplementos combinados de cálcio com vitamina D são tomados na forma líquida ou em comprimidos, normalmente duas vezes ao dia.

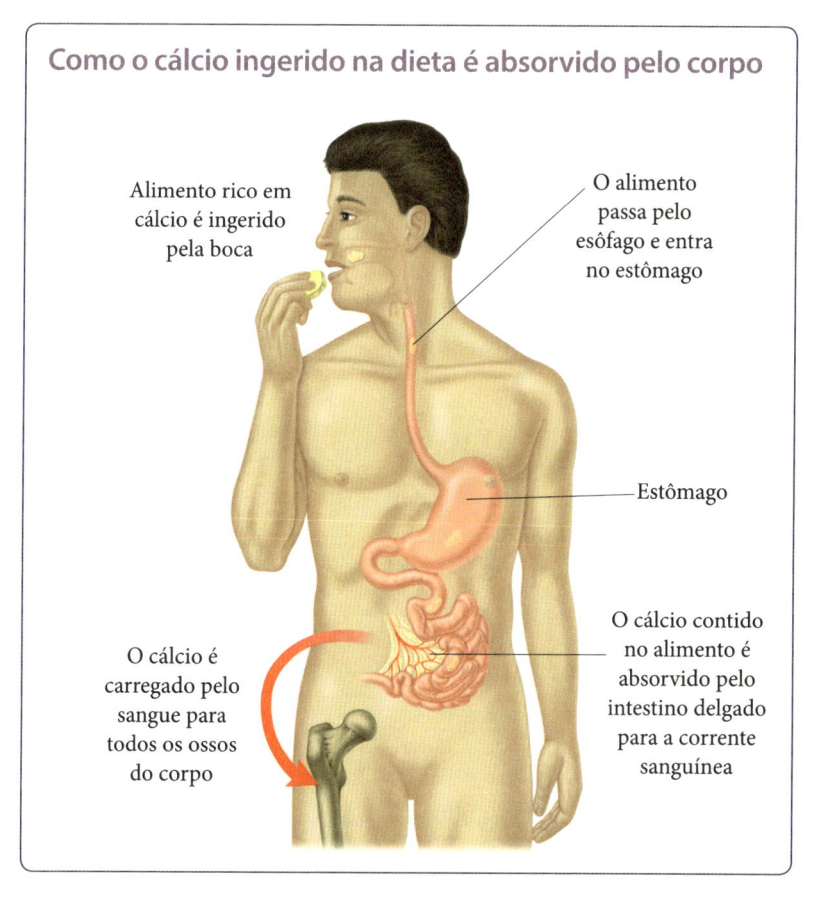

Como o cálcio ingerido na dieta é absorvido pelo corpo

- Alimento rico em cálcio é ingerido pela boca
- O alimento passa pelo esôfago e entra no estômago
- Estômago
- O cálcio contido no alimento é absorvido pelo intestino delgado para a corrente sanguínea
- O cálcio é carregado pelo sangue para todos os ossos do corpo

Quem deve tomar cálcio e vitamina D?

Os suplementos de cálcio e vitamina D devem ser prescritos a todas as mulheres que estejam recebendo tratamento para osteoporose, a menos que haja evidência de ingestão adequada de cálcio e não haja risco de deficiência de vitamina D. No caso do cálcio, uma orientação útil é que cerca de meio litro de leite contém aproximadamente 750 mg de cálcio. Se forem consumidos outros laticínios ou alimentos que contenham cálcio além dessa quantidade de leite, os suplementos de cálcio não costumam ser necessários. Os que correm maior risco de possuir deficiência de vitamina D são:

- pessoas idosas confinadas dentro de casa;
- alguns segmentos da comunidade asiática;
- pessoas que tomam certos medicamentos antiepiléticos;
- pacientes com doença no fígado ou nos rins;
- pessoas com má absorção intestinal (quando a absorção dos nutrientes pelo intestino é anormal).

Quando necessário, é possível checar a deficiência de vitamina D com um exame de sangue.

SUPLEMENTO DE CÁLCIO

Os suplementos de cálcio estão disponíveis em uma ampla variedade de formulações. A dose diária recomendada é de 1 grama (1.000 mg) por dia.

Suplementos de cálcio	Dose (miligramas)	Apresentação
Cal$_{sa}$	500	Comprimido mastigável
Oscal	500	Comprimidos
Calcium 500	500	Comprimidos

Suplemento de cálcio

Suplementos de cálcio	Dose (miligramas)	Apresentação
Calcium Sandoz	500	Comprimidos efervescentes
Calcio	1.000	Comprimidos efervescentes

As quantidades de cálcio são mostradas por comprimido ou dose.

Suplementos combinados de cálcio e vitamina D

Vários suplementos contêm tanto cálcio quanto vitamina D. A dose diária recomendada é de 1 grama (1.000 mg) de cálcio e de 400 UI a 800 UI (unidades internacionais) de vitamina D.

Suplementos	Vitamina D (UI/dose)	Cálcio (mg/dose)	Apresentação
Calcium D3	400	600	Comprimidos
Oscal D	400	500	Comprimidos

As quantidades de cálcio e vitamina D são mostradas por comprimido ou por dose.

Efeitos colaterais dos suplementos de cálcio e vitamina D

Nas doses aqui descritas, os efeitos colaterais são muito raros. Náusea, desconforto intestinal (diarreia ou prisão de ventre) e flatulência podem ocorrer ocasionalmente, mas isso costuma ser resolvido trocando o suplemento. Os suplementos de cálcio e vitamina D não são aconselhados para pessoas com alto nível de cálcio no sangue, doenças renais graves ou pedras nos rins.

Pontos-chave

- Atualmente estão disponíveis várias opções de tratamento para osteoporose, incluindo bifosfonatos (alendronato, etidronato, ibandronato, risedronato e zoledronato), denosumab, raloxifeno, ranelato de estrôncio, teriparatida.

- Embora a terapia de reposição hormonal também seja eficiente no tratamento da osteoporose, seu uso em longo prazo está associado ao aumento do risco de acidente vascular cerebral, de câncer de mama e provavelmente também de doenças cardíacas coronarianas. Portanto não é uma primeira opção no tratamento da osteoporose.

- Os suplementos de cálcio e vitamina D devem ser tomados junto com os tratamentos para osteoporose, caso a ingestão de cálcio pela dieta alimentar seja baixa ou haja suspeita de deficiência de vitamina D.

- Os suplementos de cálcio e vitamina D evitam fraturas de quadril em pessoas idosas confinadas dentro de casa.

- A maior parte dos tratamentos é administrada por um período de no mínimo cinco anos.

Tratamento de formas menos comuns de osteoporose

A maior parte dos tratamentos para osteoporose foi testada apenas em mulheres na pós-menopausa, e eles são recomendados estritamente, portanto, para prevenção e tratamento da osteoporose pós-menopausa. No entanto, há outras causas de osteoporose que podem afetar crianças, mulheres pré-menopausa e homens.

Osteoporose induzida por esteroides

Uma das manifestações mais comuns de osteoporose, além da que ocorre pós-menopausa, é a que surge induzida por esteroides. Os bifosfonatos já provaram ser eficientes na prevenção e no tratamento de osteoporose induzida por esteroides, e o etidronato, o alendronato, o risedronato, o zoledronato e a teriparatida têm sido utilizados para esse propósito.

Diretrizes internacionais recomendam que a terapia com bifosfonato tenha início simultaneamente a qualquer tratamento com esteroides em pessoas com mais de 65 anos e nas que têm histórico de fratura osteoporótica prévia, caso os esteroides tenham que ser ministrados por três meses ou mais. Em outros casos, deve ser feita uma medição de densidade óssea para avaliar perda óssea. Pessoas que estão tomando esteroides via oral também devem tomar suplementos de cálcio e de vitamina D.

Osteoporose em mulheres pré-menopausa

A osteoporose em mulheres pré-menopausa pode ter várias causas, incluindo:
- anorexia nervosa;
- excesso de exercícios;
- amenorreia secundária;
- outros problemas ginecológicos.

A reposição hormonal costuma ser o tratamento escolhido por essas mulheres porque elas costumam ter deficiência hormonal. Nessa faixa etária, os hormônios devem ser administrados na forma de contraceptivo oral ou em fórmulas de terapia hormonal (TH).

A escolha depende parcialmente do desejo da paciente de evitar a gravidez, porque os contraceptivos orais são eficientes nesse caso, enquanto a TH não é.

Como as doses de hormônios tendem a ser muito mais altas nos contraceptivos do que nas fórmulas de TH, pacientes que são muito sensíveis aos efeitos colaterais dos hormônios costumam preferir a TH.

Por fim, o risco de trombose venosa provavelmente é maior com o uso dos contraceptivos orais do que com a TH, e isso pode influenciar a escolha.

Bifosfonatos e gravidez

Os bifosfonatos atravessam a placenta e são absorvidos pelo esqueleto fetal. Portanto, eles devem ser usados com extrema cautela em mulheres pré-menopausa. Se esses medicamentos forem prescritos, devem ser tomadas precauções para evitar a gravidez durante o tratamento e por aproximadamente um ano depois que ele for interrompido.

OSTEOPOROSE EM HOMENS

Por um longo tempo, acreditou-se que a osteoporose era uma doença de mulheres e que os homens só eram afetados muito raramente. Recentemente, tornou-se claro que a osteoporose afeta os homens com certa frequência, por isso seus possíveis tratamentos estão apenas começando a ser investigados.

Embora haja menos estudos de tratamento no caso dos homens do que no das mulheres pós-menopausa, o alendronato, o risedronato, o zoledronato e a teriparatida foram aprovados para o tratamento da osteoporose em homens. Também é recomendada a adoção de suplementos de cálcio e vitamina D, se for necessário.

O bifosfonato alendronato (Fosamax) recentemente provou ser eficiente para a osteoporose em homens e agora é um tratamento aprovado, em uma dose diária de 10 mg. Se necessário, devem ser tomados suplementos de cálcio e vitamina D.

PONTOS-CHAVE

- A maior parte dos tratamentos disponíveis para osteoporose foi testado apenas em mulheres pós-menopausa.
- Etidronato, alendronato, risedronato, zoledronato e teriparatida são todos aprovados na prevenção e tratamento de osteoporose induzida por esteroides.
- A osteoporose em mulheres pré-menopausa costuma ser tratada com hormônios – em forma de contraceptivo oral ou como terapia hormonal (TH).
- Alendronato, risedronato, zoledronato e teriparatida são aprovados para tratamento da osteoporose em homens.

Perguntas e respostas

Minha mãe desenvolveu osteoporose quando tinha 70, 80 anos. Isso significa que eu herdarei a doença?

A osteoporose é uma doença muito comum, que afeta uma em cada três mulheres na faixa dos 80 anos. Assim, é comum que as pessoas tenham um parente afetado pela doença, principalmente se essa pessoa é muito idosa. Isso não significa que você irá automaticamente herdar a doença. No entanto, se sua mãe teve uma fratura de quadril em uma idade avançada, você corre, sim, o risco de ter osteoporose na velhice e deve aferir sua densidade óssea para avaliar se sua massa óssea é normal.

Do mesmo modo, se um ou mais parentes próximos tiverem osteoporose na coluna ou fraturas por traumas leves, você deve checar sua densidade óssea. Se está insegura, procure seu clínico geral e converse com ele sobre a necessidade de fazer um exame de densidade óssea.

Disseram-me que tenho osteoartrite e que ela está afetando a minha coluna. Isso significa que tenho osteoporose?

Não. A osteoartrite é uma doença completamente diferente, que afeta as articulações, e não está associada à fragilidade dos ossos. Ela pode ser diferenciada da osteoporose com a realização de um simples raio X. A osteoartrite é uma doença muito comum, que afeta principalmente pessoas idosas e causa dor nas articulações afetadas, incluindo a coluna. Há algumas evidências de que pessoas com osteoartrite têm menos probabilidade de desenvolver osteoporose e vice-versa.

As fraturas na coluna que ocorrem na osteoporose danificam os nervos da coluna, causando fraqueza ou paralisia?

Não. As fraturas na coluna causadas pela osteoporose dificilmente causam danos ao cordão espinhal ou às raízes dos nervos. A dor nas costas que irradia para uma ou para ambas as pernas, com ou sem fraqueza e alteração de sensações, tem muito mais probabilidade de ser o resultado de um disco intervertebral deslocado ou alguma outra causa.

Minha mãe sofre de osteoporose severa, com fraturas na coluna e diminuição de vários centímetros de altura. É tarde demais para que ela faça qualquer tratamento?

Não. Nunca é tarde demais para tratar a osteoporose, mesmo em casos muito avançados. Embora não haja tratamento que vá curar a doença nesse estágio, há medicamentos que reduzirão o risco de novas fraturas no futuro.

Preciso fazer check-ups médicos regulares quando estou fazendo terapia hormonal?

A maior parte dos clínicos irá querer ver mulheres que estão fazendo reposição hormonal a cada seis meses ou uma vez por ano, para solicitar um check-up geral. Há necessidade de a mulher fazer uma mamografia anual após os 40 anos. Se ocorrer sangramento vaginal irregular e ele persistir após os primeiros três meses da terapia hormonal, você deve procurar seu clínico, que talvez peça uma biópsia do endométrio do útero.

Como sei que meu tratamento para osteoporose está funcionando?

A maior parte dos tratamentos funciona para a grande maioria das pessoas. Portanto, se você estiver seguindo o tratamento conforme foi orientado, é muito pouco provável que ele não funcione. Não há alteração imediata dos sintomas para lhe confirmar se o tratamento está funcionando. Os medicamentos dados para evitar a perda óssea não reduzem as dores, por isso não espere nenhuma melhora rápida da dor ou da incapacidade física. Recursos bioquímicos podem ser usados nos primeiros meses do tratamento para avaliar a eficácia terapêutica, mas não estão amplamente disponíveis. Como alternativa, a realização de uma densitometria óssea costuma ser usada algumas vezes para monitorar a evolução do tratamento, mas ela só é sensível o bastante para mostrar mudanças depois de dois ou três anos do início dele.

Anotações

Anotações